AF300052

IMPRIMERIE DE E. POCHARD,
Rue du Pot-de-Fer-St-Sulpice, n° 14.

MANUEL DU PÉDICURE,

OU

L'ART DE SOIGNER LES PIEDS;

CONTENANT :

DES RECHERCHES PRATIQUES SUR DIVERSES EXCROISSANCES ÉPIDERMOÏQUES, CONNUES SOUS LES NOMS DE CORS, DURILLONS ET OIGNONS; LES MOYENS LES PLUS SIMPLES ET LES PLUS EFFICACES POUR LES GUÉRIR SOI-MÊME.

SUIVI

d'une Instruction sur les Engelures, les Verrues, les infirmités des Ongles, le Chevauchement des Orteils, et les Sueurs immodérées des Pieds.

TROISIÈME ÉDITION,

Revue, corrigée et considérablement augmentée.
Ornée d'une planche lithographiée.

PAR M. M. DUDON,

DOCTEUR EN MÉDECINE DE LA FACULTÉ DE PARIS, MEMBRE DE PLUSIEURS SOCIÉTÉS MÉDICALES.

PARIS.

CHEZ

L'AUTEUR, rue Comtesse-d'Artois, n° 28 ;
CASTEL DE COURVAL, libraire, rue Richelieu, n° 89;
GABON et Cⁱᵉ, libraires, rue de l'École de Médecine ;
PONTHIEU, libraire, au Palais-Royal;
MARTINET, libraire, rue du Coq-St-Honoré.

1824.

Chaque exemplaire doit être revêtu de
la signature de l'Auteur.

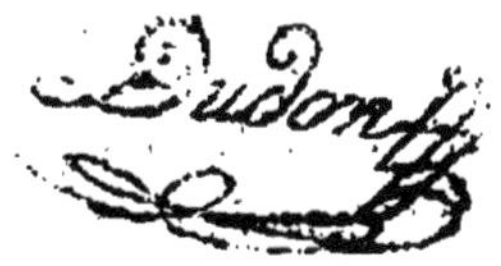

INTRODUCTION.

LA pédicurie, *pedum cura*, est l'art de soigner les pieds, et de traiter les maladies qui leur sont, pour ainsi dire , particulières. Ainsi les excroissances épidermoïques, connues sous le nom de *cors*, *durillons* et *oignons* ; les *engelures* , les *verrues* , le *chevauchement des orteils*, les *maladies des ongles* , les *sueurs immodérées des pieds* , sont des objets sur lesquels on doit posséder des notions exactes pour mériter le titre de *Pédicure*. Donnera-t-on ce titre à l'homme perdu une de ses facultés les plus précieuses, la *locomotion*, c'est-à-dire la faculté de se transporter d'un lieu à un autre. Son existence, alors, peut être comparée, en quelque façon, à celle du végétal.

Pour exercer avec fruit la Pédicurie, on doit avoir des notions exactes sur la charpente osseuse des pieds. On acquiert ces notions en étudiant, avec soin, sur le pied d'un squelette que tout le monde peut se procurer facilement ; et en prenant pour guide, dans cette étude, quelque livre d'anatomie.

On n'a pas les mêmes facilités pour apprendre la manière dont les pièces qui composent les pieds sont articulées entre elles et avec la jambe, ni pour connaître les muscles qui président aux divers mouvements, ainsi que les trajets, la direction et l'insertion de ces muscles ; la position, le trajet et la direction des veines, des artères et des nerfs.

Quoique j'attache beaucoup d'importance à tous ces objets, je n'en donnerai point la description. Ce sont des connaissances que l'on acquiert plus exactement et plus facilement par la dissection que par la lecture. Je me bornerai à faire observer que, dans les parties *latérales* des orteils, il existe des artères et des nerfs dont la lésion n'est pas toujours sans danger.

La petitesse et la spongiosité des os du pied rendent leurs fractures extrêmement rares ; mais les foulures, les entorses y sont communes, de même que les *diastases* ou écartements. Le pédicure ne doit pas ignorer que les accidents qui surviennent aux articulations et les maladies qui s'y développent sont toujours redoutables. Il doit aussi étudier comment s'exécutent les mouvements des pieds. Ces études et ces connaissances l'aideront à se faire une juste idée des infirmités qui affligent ces parties, et lui suggéreront, peut-être, des moyens inconnus jusqu'à ce jour pour y remédier.

Lorsque nous marchons sur

un plan uni, le pied s'aplanit; mais lorsque nous marchons sur un sol raboteux, la face inférieure devient plus convexe. Il en résulte une espèce de voûte susceptible de beaucoup de variations, selon la position du pied. Quelquefois nous appuyons sur les orteils, d'autres fois sur le bord externe. Suivant la diversité de ces positions, la forme de cette voûte varie, elle est plus ou moins régulière; mais la connexion des os est toujours telle, qu'il y a la plus grande solidité.

Il n'entre point dans mon plan de traiter de tous ces objets d'anatomie et de physiologie. Mettre tout le monde à même de soigner

ses pieds et de pratiquer avec facilité le vrai moyen de se débarrasser
entièrement d'infirmités aussi douloureuses qu'elles sont communes,
voilà mon but.

Ma théorie est appuyée sur la
pratique; car, pour mieux éclai-
rer mes recherches, j'ai cru nécessaire de m'exercer dans cette partie de l'art de guérir. J'ai multiplié
mes essais, et, quoique je me sois
renfermé dans le cercle de quelques personnes, auxquelles je n'ai
donné dés soins que par complai-
sance, je n'ai pas manqué d'occasions.

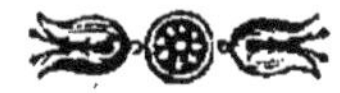

LE MANUEL

DU PÉDICURE,

ou

L'ART DE SOIGNER LES PIEDS.

CHAPITRE PREMIER.

DES EXCROISSANCES ÉPIDERMOÏQUES.

LES pieds sont sujets à de nombreuses infirmités, qui rendent la marche difficile, quelquefois impossible ; mais de toutes ces infirmités, il n'y en a pas de plus communes que les excroissances épidermoïques.

J'entends par cette dénomination les cors, les durillons et les oignons. Sur cent personnes, on n'en trouve pas vingt qui n'en soient plus ou moins affectées. De temps immémorial l'espèce humaine en est affligée. Les souffrances continuelles, souvent extrêmes, que ces excroissances occasionnent, auraient dû fixer sérieusement l'attention des hommes instruits dans l'art de guérir. Mais, sans doute, les savants médecins n'ont pas regardé ce mal comme digne de leurs recherches. Quelques-uns, tel que *Sydenham*, se sont bornés à exprimer des vœux pour qu'on donnât une sérieuse attention à cette partie.

§ Ier. *Des Cors.*

Le cor, *gemursa*, *clavus pedum*,

est un tubercule épidermoïque. Il est inorganique, et sa substance provient du corps réticulaire de la peau. Ce tubercule ressemble en général à un clou enfoncé dans les chairs, de là lui vient le nom de *clavus pedum*, par lequel Celse et les auteurs latins le désignent.

On doit y distinguer la tête et la pointe qu'on appelle vulgairement et improprement la *racine*.

La superficie, ou la tête, est ordinairement saillante quoique aplatie; elle est rugueuse, surtout vers le centre. La pointe, dure, semblable à de la corne, est le plus souvent conique.

Le cor est unicuspide, bicuspide, tricuspide, etc., suivant le nombre de pointes qui en font partie. Dans le centre de chacune l'on aperçoit ordi-

nairement un point brun très foncé,
ou bien une substance cornée et trans-
parente, qui pénètre plus ou moins
profondément, se prolonge et même
s'étend, tantôt jusqu'à la capsule synoviale des articulations, tantôt jusqu'au périoste.

§ II. *Siége des Cors.*

Les cors ont communément leur
siége sur les orteils *, souvent à la
plante des pieds, quelquefois entre
les orteils. Ceux qui se développent
entre les doigts ressemblent à une
verrue applatie ; ils sont moins durs
que ceux placés sur les orteils ou sous
la plante des pieds ; mais la douleur
qu'ils produisent est très incommode

* C'est le nom que l'on donne aux doigts des
pieds.

et souvent insupportable, à cause de la proximité des nerfs qu'ils gênent, ou avec lesquels ils forment facilement adhérence.

§ III. *Causes.*

La cause la plus générale des cors est la compression que des chaussures trop étroites ou trop courtes exercent sur les pieds.

Ils sont produits aussi par le froissement des chaussures larges et dures.

Les inégalités dans les bas, comme plis, reprises raboteuses et bourrelets y donnent lieu.

Certains cordonniers mettent des contre-forts dans l'intérieur des souliers; pour cela, ils pratiquent des coutures qui produisent le même effet que des bourrelets. D'autres recouvrent intérieurement la semelle avec une peau de mouton qu'ils n'attachent qu'avec un peu de colle ; cette peau se détache ; ramollie par la sueur, elle se fronce, forme des plis qui durcissent en séchant et deviennent la source des infirmités dont nous parlons. La mode du cirage luisant peut être considérée comme une des causes qui rendent les cors très fréquents. Ce cirage durcit le cuir et même le brûle.

Quelquefois une prédisposition particulière, intérieure, et qui paraît indépendante des causes que je viens d'énumérer, facilite singulièrement la naissance des cors. Il résulte des observations, recueillies avec soin, qu'il y a beaucoup de personnes qui portent impunément des chaussures gênantes, autant par leur petitesse que par leur dureté ; tandis que d'autres ont les pieds parsemés de cors, quoiqu'elles fassent usage de souliers souples et assez bien proportionnés pour ne causer aucune gêne.

Les individus dont la peau est fine et douée de beaucoup de sensibilité, sont le plus exposés à ces excroissances épidermoïques ; ils en sont plus incommodés. Comparez les personnes sédentaires avec celles qui, par état, sont accoutumées à des marches fréquentes. La sensibilité est tellement exaltée, chez les premières, que souvent une simple promenade les fatigue, le moindre froissement devient douloureux et irritant; elle est tellement émoussée par l'habitude, chez les dernières, que la marche la plus longue et la plus pénible n'a rien d'incommode pour elles. Par la même raison, autant que par celle déduite de la chaussure, l'habitant de la ville est bien plus sujet aux cors que l'habitant de la campagne.

Chez les personnes dont la sensibilité est exaltée, ces tubercules se développent rapidement. Mais chez celles qui ont la peau naturellement dure et peu sensible, ils croissent moins promptement, et ne sont presque jamais douloureux que lorsqu'ils ont acquis une certaine grosseur.

§ IV. *Manière dont les cors se développent.*

On peut établir en principe général, d'après des recherches multipliées, des expériences réitérées, des obser-vations recueillies avec soin et atten-tion, que la formation des cors con-siste dans une altération des propriétés vitales, à l'endroit où ils sont placés; que cette altération est presque tou-jours la suite d'une irritation. Quel-que légère que soit cette irritation, elle trouble, dans le point où elle a lieu, le mode de vitalité. Le corps réticulaire, qui sert de nourriture à l'épiderme, sécrète dans l'endroit ir-rité, un suc plus ou moins abondant, qui quelquefois se manifeste sous la forme d'une petite ampoule. Ce suc se condense et se concrète. Il durcit rapidement, si, à la partie où il est déposé, il n'y a pas assez d'humidité pour modérer la dessication. Il est aisé de le prouver en comparant les cors qui croissent entre les orteils, où la transpiration entretient une certaine moiteur, avec ceux qui se développent dans les autres parties.

Lorsqu'on fait usage de souliers trop étroits ou trop courts, ou bien larges mais durs, les orteils sont froissés aux articulations qui proéminent. Une légère inflammation s'y développe; on l'attribue à la fatigue de la marche, on la néglige. A la suite de cette inflammation, il se manifeste, tantôt une rougeur avec ou sans gonflement, tantôt une petite ampoule. Si l'on perce cette ampoule, il en sort une liqueur séreuse et jaunâtre; si on l'abandonne à elle-même, elle se concrète et durcit. Cette concrétion augmente par les effets que produisent les frottements de la chaussure. Une nouvelle irritation a lieu journellement, et détermine un nouvel afflux d'humeur muqueuse qui se cumule insensiblement et comme par couches plus ou moins circonscrites, en raison de l'étendue de chaque irritation qui paraît successivement se concentrer sous la couche précédente. De cette concentration naît la forme alongée et pyramidale des pointes dont la direction est tantôt droite, tantôt oblique. Ordinairement il n'y a qu'une pointe ; quelquefois il y en a plusieurs, comme on le remarque dans une espèce de cor nommé vulgairement *oignon*. La direction et le nombre des pointes dépendent de la manière dont s'est formée la première concrétion. Si cette concrétion est unie, il n'y au-

1.*

ra qu'une seule pointe ; si elle est gra-
nulée, il y aura autant de pointes que
de granulations; car ces granulations
sont comme des foyers particuliers où
se cumule l'humeur attirée par l'irritation à laquelle le froissement donne
lieu.

Les anciens, en comparant le cor à
un clou, donnaient sur la nature de
cette infirmité une idée plus juste que
celle qui naît de l'expression dont se
servent les modernes, en appelant
racine la partie enfoncée dans les
chairs. L'abus des mots entraîne ordinairement la confusion des idées.
En effet, si nous considérons comme
racine ce qui forme la pointe d'un
cor, nous sommes portés à penser et
à croire que ce tubercule est une vé-
gétation épidermoïque, qui prend de

l'accroissement par sa racine, de la même manière que les ongles ou un végétal : ce qui est une erreur ; l'accroissement d'un cor a lieu par trans-sudation du mucus, que le corps réticulaire sécrète. En effet la substance qui le compose est inorganique, la matière qui le forme n'est qu'une sorte du mucosité. Quand elle est sèche, elle est dure comme de la pierre, elle est même friable. Quand elle est pénétrée par l'eau, par la sueur, ou par quelque corps gras et onctueux, elle a une consistance plus ou moins forte, depuis la mollesse de la gélatine jusqu'à la dureté du cartilage.

Les pointes des cors n'ont pas une organisation propre à élaborer la matière qui constitue ces tubercules. Elles ne remplissent pas des fonctions que l'on puisse comparer à celles d'une racine. C'est par leur présence et par leur forme qu'elles entretiennent ces infirmités; nous en trouvons la preuve dans la pratique. Par exemple : lorsqu'on fait l'extraction d'un de ces tubercules, si on en laisse un fragment tant soit peu épais en quelque point de son étendue, le cor prendra son accroissement sur ce point, qui en deviendra, pour ainsi dire, le foyer; et là se forme la pointe. Si on laisse pareillement plusieurs parties sur des points différents, il y aura autant de nouveaux foyers. Il est très-aisé de se rendre rendre raison de ce phéno-mène, en réfléchissant sur la manière dont se forment et se développent ces excroissances.

§. V. *Opinions diverses sur la nature et la formation des cors.*

M. A. Béclard, professeur d'anatomie et de physiologie, à la faculté de médecine de Paris, dans ses additions à l'anatomie générale de Bichat, exprime sur l'origine des cors une opinion conforme à notre théorie.

Après avoir établi que le corps muqueux se compose de trois couches : 1° la membrane épidermoïque des papilles ; 2° la couche colorée ; 3° la couche cornée ; il dit (page 287) :

« Enfin il y a des cornes qui nais-
« sent irrégulièrement sur tous les
« points de la peau. Elles semblent
« avoir leur siége dans la couche cor-
« née de la peau, et n'être autre chose
« que le résultat d'une sécrétion plus

« abondante de cette couche par l'ir-
« ritation des papilles subjacentes. Les
« cors aux pieds ont une source à
« peu près semblable ; ils sont formés
« par un petit cor dur et arrondi, né
« au milieu de la substance cornée de
« la peau, et que des lames d'épi-
« derme recouvrent : seulement cette
« espèce d'amas de matière cornée
« est enfoncée par la pression dans
« l'épaisseur du derme, et quelque-
« fois jusqu'au-dessous de lui, au lieu
« de croître à sa surface. »

Un médecin grand naturaliste a prétendu que le cor est formé par un ani-
mal parasite, analogue, jusqu'à un certain point, aux hydatides. Il y a des
gens qui voient des animaux partout,
jusque dans le sang et dans le sperme.

Que dirons-nous du système de certains auteurs, qui, sans se donner la peine d'étudier et de réfléchir, se bornent à des observations superficielles, se laissent séduire par quelques apparences, ne doutent de rien et assurent que le cor est du nombre des végétations qui repullullent tant qu'on en laisse la moindre ramification, laquelle sert, pour ainsi dire, de nouveau germe.

Suivant l'opinion des anciens et suivant celle de plusieurs modernes, les cors sont une production de la synovie qui s'épanche, se porte vers le point irrité, s'arrête sous l'épiderme et s'y concrète.

Si les cors provenaient de la synovie, on n'en trouverait que vis-à-vis les capsules synoviales, et toujours il y aurait, soit un canal, soit toute

autre voie communiquant à ces capsules, ou du moins aux glandes qui
sécrètent la synovie. Cette voie exis-
terait, dans tous les cas, aussi bien
lorsque le cor n'est que superficiel et
récent, que lorsque la pointe pénètre
profondément après avoir pris un
long accroissement; or, il est impossible d'en démontrer l'existence. Eh!
où en serions-nous, si la synovie pou-
vait être détournée de sa destination
par la moindre des causes qui donnent lieu à des cors?

Quoique je regarde cette opinion
comme un faux système, je dois à la
vérité de publier ce que j'ai remarqué
dans ma pratique. J'ai vu, deux ou
trois fois, en faisant l'extraction de
certains cors, dont l'origine remon-
tait à une date très ancienne, j'ai vu,

dis-je, la pointe se prolonger en filament dans une petite ouverture oblon-
gue, qui ressemblait à l'orifice du
canal de l'urètre. Aussitôt après l'ex_
traction de ce filament, que j'entraî-
nais avec de petites pinces, il suintait
une espèce de liqueur roussâtre. Cette
liqueur séchait rapidement au contact
de l'air, et le petit trou se trouvait
ainsi bouché, presque en un clin-
d'œil. En opérant l'extraction de ce
filament je n'ai jamais fait éprouver
la moindre douleur. Quand je le reti-
rais; il paraissait tendre, flexible, élas-
tique; il acquérait promptement de la
dureté, devenait inflexible, se racornis-
sait. Ces cas ont été si rares qu'il ne m'a
pas été possible de multiplier assez
mes épreuves pour en conclure quelque chose de positif.

2*

On a émis plusieurs autres opinions systématiques, qui ne sont ni plus vraisemblables ni plus instrutives; je les passe sous silence.

Jetons un coup-d'œil sur le système le plus moderne.

L'auteur qui a traité cet article, dans le Dictionnaire des sciences médicales, est peut-être le seul qui ait parlé dans un sens conforme à une saine théorie; je rends hommage à ses talents distingués en littérature ainsi qu'à ses connaissances profondes en médecine; mais je crois qu'il s'est trompé, et je ne puis m'empêcher de relever l'erreur de sa définition.

Le cor, dit-il, *est une excroissance inorganique qui provient de l'épaississement de l'épiderme, altéré par la compression qu'exerce la chaussure.*

Cette définition ne me paraît pas exacte. Le cor ne *provient* pas de l'épaississement de l'épiderme. Ce n'est pas l'épaississement de l'épiderme qui constitue un cor, ce sont les aspérités dans cet épaississement. Il y a aux pieds de beaucoup de personnes des callosités causées par la compression des chaussures, et que, certainement, on n'a jamais désignées par cette dénomination.

L'épiderme est dépourvu d'organisation ; ainsi il ne peut être altéré qu'à la manière des corps inorganiques. Toutes les altérations qu'on voudrait y supposer tiennent uniquement aux changements qu'éprouve la vitalité de la peau. Plusieurs causes peuvent détruire l'épiderme, mais non, proprement dit, l'altérer. Sa reproduction,

ordinairement facile, devient quelquefois impossible quand la peau est le
siége d'une vive irritation ; comme dans
la brûlure, le pemphigus chronique.

Je suis d'accord, avec M. Fournier,
que le cor est une *excroissance inorganique*. Cette définition est-elle en
concordance avec les mots *racine, extirper, déraciner ?* ou bien l'auteur
n'a-t-il employé ces expressions que
par métaphore ?...

Qu'on me pardonne ces légères ré-
flexions ; je n'entends nullement cri-
tiquer ce que l'on trouve consigné
dans le Dictionnaire des sciences médicales. Je desire seulement mettre
dans un plus grand jour le point de
vue sous lequel les cors doivent être
considérés.

Pour y ajouter, s'il se peut, quelques lumières, entrons dans un simple examen sur la nature de l'épiderme.

On croit que c'est une membrane pellucide formée de lamelles imbriquées. Il se régénère lorsqu'il a été détruit. Soumis à l'inspection du microscope, il ne présente aucune fibre dans son intérieur. Dépourvu de nerfs et de vaisseaux, il n'a point la base commune de toute partie organisée; il est pour ainsi dire inorganique sous ce rapport. Il a un mode de vie et de reproduction aussi inconnu que sa nature.

Il est susceptible d'un acccroissement rapide en épaisseur aux endroits qui sont exposés au froissement. En effet, sa densité à la plante des pieds, à la paume des mains et à la surface correspondante des doigts, est remarquable. Il semble que cet excès d'épaisseur soit formé de diverses lames appliquées les unes sur les autres et surajoutées à la lame ordinaire de l'épiderme.

L'irritation produite à la peau par le froissement paraît altérer le mode de vie et de reproduction de l'épiderme. Que l'on fasse macérer comparativement un morceau de chair recouvert d'épiderme simple et un morceau recouvert d'épiderme épaissi par le froissement; quand la macération aura facilité la séparation, si l'on soulève et si l'on sépare l'épiderme, on remarquera dans le premier morceau, sur la face interne, de petits appendices ou prolongements assez régulièrement parsemés et qui paraissent être les sommets ou les restes des extrémités des vaisseaux exhalants et absorbants rompus. A la face interne de l'autre, ces vaisseaux se rompent et se déchirent plus net, et, au lieu d'appendices, on ne voit que les traces des rides qui correspondent à ceux de la face externe.

Faites macérer comparativement la peau d'un orteil incrusté d'un cor et celle d'un autre orteil exempt de cette infirmité ; vous verrez le cor se détacher et se séparer par le seul effet de la macération. Soulevez l'épiderme de l'une et de l'autre ; vous ne trouverez aucune différence.

§ VI. *Comment se forme le point noir ou brun que l'on aperçoit au centre de la plupart des cors.*

Nous venons de démontrer que c'est

du corps muqueux, appelé autrement corps réticulaire, que provient la substance de ces excroissances tuber-culeuses; nous avons déjà dit de quelle manière elles se forment. Le centre du tubercule acquiert presque toujours un tel degré de compacité que les couches superposées s'y confondent. Il paraît d'abord pellucide et d'un blanc de perle; il devient successive-ment jaune, roux, brun et noir.

Chez certaines personnes, ces changements arrivent plus ou moins lentement.

Si, avec un instrument tranchant, on coupe ce centre dans son état de pellucidité, on sent, sous la main, le même effet que lorsqu'on coupe de la corne ramollie. Si quelque dureté se fait sentir sous l'instrument, la coupe, dans l'endroit dur, présente un point blanchâtre, et, pour ainsi dire, farineux. Si on fait la même expérience lorsque le point noir s'est développé, il semble que l'on coupe un morceau de bois très dur. La partie la plus centrale est quelquefois très friable et se réduit souvent en poussière.

§ VII. *De la douleur produite par les cors.*

Les personnes qui ont des cors éprouvent, en marchant, des douleurs si vives, qu'elles sont en peine de choisir les pavés et les points du sol où elles puissent poser les pieds. Si elles posent à faux ou sur un pavé conique, il leur est impossible de se maintenir dans la ligne de gravité ;

et, si alors elles ne trouvent un appui avec la main, leur chute est inévitable. Un cri plaintif annonce l'excès de leur souffrance; un frémissement se fait sentir dans toute la surface du corps ; une sueur froide inonde le front et les tempes.

Il arrive quelquefois qu'une marche fatigante détermine une forte inflammation dans les parties où sont les cors; cette inflammation est souvent suivie de suppuration , dont les suites peuvent devenir funestes.

L'inflammation ne provient pas toujours des fatigues de la marche; elle se manifeste quelquefois sans autre cause connue que la présence du cor; les désordres qu'elle produit alors son très fâcheux. Toutefois, lorsque l'inflammation, suivie de suppuration, est traitée avec soin, la fonte du cor a lieu, et le malade est parfaitement guéri.

§ VIII. *Opinions diverses sur la douleur occasionée par les cors.*

La douleur occasionnée par les cors est plus ou moins vive, suivant l'état de l'atmosphère. Un air chaud et humide semble réveiller la sensibilité des parties où se trouvent ces tubercules. Lorsque le temps est disposé à la pluie, il y a des personnes qui éprouvent des élancements tellement douloureux, qu'elles peuvent prédire, vingt-quatre heures à l'avance, le changement qui ne tardera pas à avoir lieu dans l'atmosphère.

On a cherché à expliquer d'où provient la douleur qu'on éprouve dans un temps chaud et humide, le pied n'étant gêné par aucune chaussure. Le cor, a-t-on dit, est un corps hygrométrique qui, gonflé par l'humidité, exerce une pression contre les parties devenues alors très sensibles, et au milieu desquelles il est enchâssé. Cette explication est loin d'être satisfaisante. Les cors sont aussi durs et aussi compacts dans un temps pluvieux que dans un temps sec. D'ailleurs, quand il fait beau, quoique les pieds soient souvent inondés de sueur, ce prétendu gonflement n'a pas lieu; la douleur est même obtuse. Enfin, lorsqu'on prend des pédiluves, l'épiderme qui environne les cors se gonfle, à la vérité, comme dans toute autre partie plongée quelques instants dans l'eau; mais on ne ressent pour cela aucune douleur.

Je crois qu'on doit se borner à dire, par analogie, que le temps pluvieux exerce sur les cors, comme sur certaines affections rhumatismales, une influence qui excite des sensations douloureuses ; mais ne prétendons pas tout deviner, tout expliquer en médecine. Au reste, l'explication d'un tel phénomène ne peut être utile, ni pour guérir, ni pour soulager.

La douleur présente un autre phénomène non moins singulier. J'ai vu des personnes, guéries entièrement de certains cors qu'elles avaient eus pendant plusieurs années, éprouver des douleurs pareilles à celles qu'excitait autrefois le mal. Ces douleurs n'étaient pas de longue durée ; cependant elles avaient un tel caractère que les personnes se déchaussaient pour examiner avec la plus scrupuleuse attention l'état de leurs pieds.

§ IX. *Diagnostic* *.

Il me paraît inutile de décrire les caractères qui distinguent les cors d'avec les maladies analogues. Ces infirmités sont si communes que peu de gens s'y méprennent. On ne peut les confondre qu'avec les durillons et certaines verrues.

Le durillon n'est qu'un simple épaississement de l'épiderme. Par lui-même il ne produit point de douleur; il ne se prolonge pas en pointe dans les chairs, et, quand on en diminue

* J'entends par diagnostic l'exposé et la comparaison des signes propres à faire discerner les unes d'avec les autres les maladies qui ont quelque ressemblance.

l'épaisseur avec l'instrument tranchant, on n'y aperçoit point de granulations comme dans les cors.

L'oignon est un cor à plusieurs pointes, implanté sur une partie où la chair paraît tuméfiée, bulbeuse, mollasse et rouge, et où l'épiderme est remarquable par des feuillets semblables à des pelures d'oignon qui se détachent en partie. Les pointes des oignons sont ordinairement petites comme des grains de millet, arrondies ou coniques. Tantôt elles sont pellucides comme de la corne, tantôt elles ont dans le centre une ligne noire, qui ressemble à un brin de cheveu ou à une petite épine.

Les verrues sont des excroissances qui naissent indifféremment sur toutes les parties cutanées du pied. Quand elles sont situées dans un endroit embrassé par la chaussure, elles sont susceptibles d'être comprimées et applaties. Elles acquièrent quelquefois de la dureté dans le centre, ce qui pourrait les faire confondre avec les cors ; mais on les distingue facilement en ce que leur superficie est parsemée de granulations en *corymbe*. D'ailleurs, la dureté qu'elles acquièrent n'approche jamais de celle des cors ; on y remarque en outre plusieurs radicules réunies en faisceau, et desquelles il suinte du sang lorsqu'on les coupe.

§ X. *Pronostic.*

Le cor n'est pas à proprement parler une maladie ; c'est une infirmité, ou plutôt une incommodité, extrêmement douloureuse , et très difficile à détruire totalement.

La difficulté, pour obtenir une cure parfaite, consiste moins dans la nature du mal, que dans la négligence ou l'indocilité des malades.

Plus un cor est récent, plus il est aisé de s'en débarrasser.

Quand il est placé sur une articulation proéminente, il est très sujet à la récidive.

Quelquefois ces excroissances disparaissent sans l'emploi d'aucun moyen curatif ; mais ces guérisons spontanées n'ont guère lieu que chez les personnes sédentaires et qui font habituellement usage de chaussures douces, souples et adaptées sans gêne, à la forme des pieds.

Les cors dans lesquels le point noir

se manifeste promptement, sont très douloureux et difficiles à guérir.

Ceux qui ont leur siége entre les orteils occasionnent des douleurs, parfois très aiguës, avec gonflement des parties environnantes. Il est même arrivé que l'on a pris ces symptômes pour ceux d'une affection goutteuse.

Ceux qui croissent sous la plante des pieds sont les plus intolérables.

Si l'on continue de tenir les pieds sous l'influence des causes, nulle infirmité n'est plus sujette à la récidive que celle dont nous parlons.

C'est là un point qui mérite une sérieuse attention; on ne doit rien négliger pour faire disparaître ces causes autant qu'il est possible.

§ XI. *Insuffisance et dangers de certaines méthodes de traitement.*

Le traitement des cors a été abandonné à des empiriques plus effrontés qu'intelligents. De là vient que, malgré les fréquentes occasions de remédier à un mal si commun, cette partie est restée fort en arrière dans les progrès des sciences médicales. Cependant, si l'on s'en rapporte à tous les placards dont, chaque jour, on tapisse la capitale, à ces annonces que les journaux transmettent dans l'universalité du royaume, on trouve chez tel, chez telle, un spécifique pour la guérison radicale des cors et de toutes les excroissances épidermoïques. Ici, c'est un onguent vert; là, il est jaune; ailleurs, il est rouge, brun, noir; allez plus loin, on vous vendra quelques feuilles, ou de figuier, ou de lierre, ou de pourpier macérées dans du vinaigre; partout, c'est toujours un remède secret, il produit des merveilles, il est infaillible. Achetez-en, faites-en usage; vous ne guérissez pas.

J'ai parcouru presque tous ces marchands de secrets; j'ai fait emplette de tous leurs remèdes; je les ai soumis à l'expérience; je n'ai pas vu dans aucune de mes épreuves que le meilleur fût aussi efficace qu'un simple emplâtre de vigo ou de diachylum gommé uni à la joubarbe. Il y en a qui auraient produit peut-être des effets pernicieux, si je ne me fusse empressé d'y remédier en les remplaçant par du *cérat de Goulard* opiacé. Il est de fait qu'aucun de ces remèdes n'a répondu aux promesses de ses auteurs. Tous les gens à secret promettent que leur *spécifique fera disparaître, rongera et consumera radicalement les cors, les oignons, les durillons, etc.* Il suffit de n'avoir que l'ombre du bon sens pour reconnaître l'imposture. En effet comment parvenir, par l'application d'un topique, à ronger et consumer des tubercules aussi durs, sans ronger et sans consumer, non seulement l'épiderme environnant, mais encore les parties sous-jacentes?

Cependant, sans m'arrêter à ces raisonnements, sans me laisser rebuter par les difficultés, j'ai continué mes recherches, j'ai multiplié les essais. J'ai mis à contribution l'ail , l'écorce d'acajou, le suc de titymale, la gomme ammoniaque, la pierre infernale (*nitrate d'argent fondu*). Par une contrariété désespérante, je n'ai long-temps obtenu de presque tous ces moyens actifs et caustiques que des effets opposés à mon attente.

Plusieurs fois, quand j'ai fait usage de la pierre infernale, j'ai observé que les cors reparaissaient avec plus d'intensité. Imbu moi-même de l'erreur où l'on était relativement à leur mode de développement, je croyais brûler ou faire périr une racine qui n'existait que dans le langage reçu. Il résultait de ce traitement une irritation, en outre un racornissement, double cause, plus que suffisante, pour faire développer des cors, là même où il n'y en aurait pas eu.

Néanmoins, persuadé que les cors ne sont pas incurables, j'ai persisté dans mes recherches, et comme le diachylon et la joubarbe m'ont réussi le plus souvent, j'ai donné la préférence à ces deux substances. Un point que j'ai regardé comme essentiel a été de rendre leur application aussi simple que commode. Je suis parvenu à les étendre sur de la baudruche. Des guérisons nombreuses attestent l'efficacité de cette préparation. Toutefois ce n'est qu'un moyen secondaire; il ne réussit qu'autant que l'on emploie, en même temps, soit l'extraction, soit l'excision des cors, et qu'on a le soin de renouveler l'application de la baudruche *deux fois* par semaine. Cette application est si simple, si facile et si commode, qu'on ne saurait la négliger sans être d'une insouciance extrême.

La méthode de consumer, soit par le feu, soit par des acides concentrés (vitriol, eau-forte), ne compte que des victimes. Elle expose à des accidents graves, et dont le moindre est une violente inflammation, de laquelle je dirai quelques mots à la fin de ce chapitre.

§ XII. *Méthode curative.*

Nous avons fait observer l'insuffisance des onguents et autres topiques pour guérir les cors; nous avons même fait remarquer les dangers attachés à quelques-uns de ces médicaments.

Le plus efficace pour obtenir la guérison des cors est l'extraction de ces tubercules.

Un second moyen, à la vérité,

moins efficace, mais plus facile à mettre en usage, est l'excision.

L'un ou l'autre de ces moyens, pour
rendre la guérison durable, doivent
être secondés par des soins consécutifs qui empêchent la récidive.

De l'Extraction.

L'extraction des cors, quand elle
est bien faite, procure sur-le-champ
un parfait soulagement; mais elle ne
suffit pas, et, quand on s'y borne,
on voit, quelque temps après, un
nouveau tubercule, aussi volumineux
et aussi dur que le précédent, se développer à la même place.

Cela n'est pas difficile à concevoir,
si l'on réfléchit sur la manière dont se
forment les cors, et surtout, si l'on
observe la rapidité avec laquelle, la

substance dont ils sont composés se durcit au contact de l'air.

Après l'extraction d'un cor, examinez les petites aspérités dont est parsemé l'enfoncement dans lequel le tubercule était implanté; vous remarquerez avec quelle promptitude elles se durcissent. Ces aspérités deviennent molles et tendres aussitôt qu'on les humecte avec une simple goutte d'eau. Bientôt l'eau s'évapore, et il succède une dureté plus forte que la précédente. Si, au lieu d'eau, l'on met un corps gras, le ramollissement a lieu, mais plus lentement, et ce corps gras maintient long-temps ce ramollissement tutélaire.

Extraire les cors, appliquer ensuite, sur la partie où ils étaient, une substance grasse et balsamique est le moyen le plus propre à obtenir une guérison parfaite. Il est le plus doux, le plus exempt d'inconvénients; il est presque toujours couronné du succès. Rarement il a manqué son effet chez les personnes qui ont voulu se soumettre à des soins et à des précautions qui ne demandent qu'un peu d'attention et d'exactitude.

Quelquefois la guérison a eu lieu sans autre chose que l'extraction du tubercule pratiquée avec soin, et une seule application d'emplâtre ; mais cela arrive rarement, et je recommanderai, sans cesse, de ne rien négliger pour se délivrer d'une infirmité aussi douloureuse. Il en est de celle-ci comme de toute autre. Peut-on se promettre d'être guéri d'un mal, ou même d'une incommodité quelcon-

que, par un seul pansement? Par
exemple : un homme a les dents in-
crustées de tartre; il les fait nettoyer.
Pense-t'il qu'il suffise que le tartre
soit enlevé pour qu'il ne s'en forme
point d'autre? Non, sans doute. Tout
le monde sait très bien qu'il faut
prendre quelques soins et quelques
précautions pour éviter que ce limon
désagréable et incommode ne se renouvelle. Il en est de même des cors;
il faut les extraire et empêcher ensuite
qu'ils se reproduisent.

Lorsque le cor est récent, il n'est que
superficiel; on peut aisément, en
le raclant, l'enlever, soit avec les
ongles, soit avec la lame d'un cou-
teau. Ordinairement cela suffit pour
l'empêcher de prendre de l'accroissement et pour le détruire. Mais lors-

qu'il est un peu ancien, il faut l'extraire avec précaution.

Quand on se proposera de faire
l'extraction, le malade aura le soin de
se laver les pieds, soit la veille, soit
quelques heures avant de procéder
à l'opération.

Le Pédicure se placera au côté droit
d'une croisée, où le jour soit beau et
bien clair; il s'assoiera sur une chaise
ordinaire et son pied sera rehaussé au
moyen d'un petit tabouret. La personne que l'on se dispose à opérer se
placera du côté gauche de la croisée,
et un peu en face du jour. Pour les
cors situés sous la plante des pieds,
elle se tiendra assise sur un fauteuil
ordinaire; pour tous les autres, sur
un fauteuil élevé de trois pieds, ou, à
défaut d'un tel fauteuil, sur une table.

Le Pédicure aura une serviette sur son genou droit, contre lequel il assujétira le pied soumis à l'opération. Il fera mettre à sa gauche une chaise sur laquelle il disposera en ordre ses instruments et tout ce qu'il croira devoir être utile. Si quelque circonstance urgente, comme un départ qui ne peut-être différé, exige que l'opération soit faite le soir à la clarté d'une chandelle, le Pédicure, par le moyen d'une très-grande loupe, ou d'un globe de verre que l'on remplira d'une eau bien claire, concentrera les rayons de la lumière.

Quand les cors seront d'une épaisseur excessive, il commencera par les amincir un peu avec le bistouri, ensuite il procédera à l'extraction.

Il doit d'abord circonscrire tout le

cor en grattant, à l'entour, avec la pointe du *quadrille* ou poinçon carré. Il imite ainsi les ouvriers qui veulent déraciner un arbre. Après s'être frayé une petite voie du côté du jour, il saisira le bord du tubercule avec des pinces à disséquer, et, pour le séparer de la dernière couche épidermoïque, il le déchaussera peu à peu, tantôt avec le *furet*, tantôt avec la *navette*. Les poinçons doivent être montés sur de petits manches. On les tient avec le pouce et les deux premiers doigts, comme une plume à écrire; les autres deux doigts servent à prendre un poin d'appui.

Quant à la manière de diriger l'instrument, la pratique et l'exercice en apprendront plus que tous les discours. La vue doit être bonne, pour

distinguer de la dernière couche d'é-
piderme ce qui compose le tubercule.
Il convient même, dans beaucoup de
cas, de se servir d'une loupe.

La main doit être légère et assurée,
pour suivre les ramifications du cor
dans les cavités profondes et inégales,
les détacher, les enlever sans intéres-
ser le derme et sans causer la moindre douleur.

L'expérience apprendra que, dans
l'opération, c'est un malheur si l'on
fait éprouver quelque souffrance, et
surtout si l'on intéresse la dernière
couche d'épiderme, au point de donner issue à une seule goutte de sang.
Le moindre inconvénient est que le
sang empêche de distinguer parfaitement les objets et de bien achever
l'opération. Mais ce qu'il y a de plus

fâcheux, c'est que le cor se renouvelle, dans ce cas, avec plus de promptitude et d'intensité. Je ne parle pas des résultats redoutables qui peuvent avoir lieu quand on blesse quelques nerfs, quelques tendons, quand on ouvre les capsules synoviales. Les désordres qui peuvent en être la suite sont incalculables. Ce qui ne sera rien chez tel individu, sera peut-être funeste chez tel autre. Cela dépend de l'état de santé du reste du corps, qui peut se trouver dans une prédisposition à quelque maladie de mauvais caractère, ou bien entiché de quelque virus.

On portera donc la plus grande attention à ne pas causer de douleur et à ne pas blesser. On ne se pressera pas dans l'opération ; on détachera

peu à peu le tubercule avec la pointe
de l'instrument, en déchirant légèrement ses adhérences. Si l'extrémité
du cor adhère à la capsule synoviale,
au périoste, à quelque tendon, ou à
quelque nerf, on redoublera de soins
et de précautions; on ne s'obstinera
pas à pénétrer trop profondément. Il
convient mieux de procéder à une nouvelle opération au bout de huit jours.
Il faut même, dans tous les cas, visiter
l'état des pieds dans la quinzaine,
pour y toucher s'il est nécessaire.
Alors on verra l'excavation, que le
cor occupait, comblée par les bienfaits
de la nature, dont les efforts tendent
toujours vers le mieux. Les résidus,
non emportés dans la première opération, se trouveront soulevés à la
superficie. Il en sera de même des

petites parties qu'on aurait respectées à cause de leur adhérence aux nerfs, aux tendons, au périoste ou aux capsules synoviales; on en fera l'extraction. Ces résidus, ces petites parties, donneraient infailliblement lieu à des cors, si on n'avait pas le soin de les enlever.

Après l'extraction, on met les pieds dans l'eau, environ un quart d'heure. Par ce moyen les dépendances du cor, qui n'ont pu être extraites, se gonflent; elles forment une élévation blanche et spongieuse qu'on essuie bien et qu'on a soin de tondre avec l'instrument tranchant.

Aussitôt que l'opération est achevée, on met dans l'excavation une goutte de *baume tranquille*; on essuie l'orteil et on applique de la *baudruche*, recouverte d'un côté d'une légère couche de diachylon gommé et de joubarbe.

La baudruche, ainsi préparée, mérite la préférence sur tous les autres topiques, parce que cette pellicule, sorte de parchemin dont se servent les batteurs d'or, mince comme une pelure d'oignon, s'applique exactement sur telle partie que ce soit, ne forme aucun volume, et, par son imperméabilité, empêche que les bas ne s'imprégnent d'emplâtre.

En recommandant l'usage du *baume tranquille* je n'examinerai pas si l'épiderme, que l'on a déchiré en opérant, a besoin d'un baume consolateur. Son mode de vie, sous ce point de vue, est trop inconnu pour que je me permette de hasarder une opinion. Je

ferai seulement observer que l'addition du baume produit toujours un
avantage sensible pour la guérison.

L'opération est bien faite, lorsque,
aussitôt après le pansement, on n'é-
prouve aucune douleur, et que le
pied se trouve dégagé comme si jamais
on n'avait eu de cor. Mais lorsqu'on
sent des élancements, quelque légers qu'ils soient, c'est un indice qu'il
faudra, sous huitaine, revenir à une
seconde extraction, sinon le cor ne
tarderait pas à se développer de nouveau, et ce serait toujours à recom-
mencer.

La première opération est toujours
la plus longue; c'est celle qui offre le
plus de difficultés, s'il est vrai qu'il y
en ait pour une main un peu exercée.
Il faut vraiment qu'un Pédicure soit

bien maladroit s'il fait souffrir ou s'il blesse. Cependant, quelque facile que soit l'extraction des cors, je ne conseillerai jamais de se livrer à des gens peu expérimentés, lorsque ces infirmités sont situées profondément ou sur les trajets des nerfs. Les dangers qui les environnent sont grands, l'inexpérience peut causer des désordres irréparables. Il est mille fois préférable de faire soi-même l'opération; il est vrai que, lorsqu'on opère soi-même, on ne peut discerner assez distinctement les plus petites parties du cor, pour que l'extraction soit aussi parfaite que lorsqu'elle est exécutée par un habile Pédicure; mais on a l'avantage de renouveler l'opération quand on veut, avantage d'autant plus précieux, que les extractions réitérées finissent toujours par faire disparaître entièrement l'infirmité, et que celui qui saura être son propre Pédicure, pourra se mettre à l'abri des souffrances, dans le cas où quelque cause inconnue s'opposerait à la guérison parfaite. Je puis certifier que j'avais mes pieds garnis de cors très douloureux, je m'en suis totalement débarrassé moi-même en les extrayant à plusieurs reprises. Ce que j'ai fait, un autre peut le faire; j'en ai la preuve dans beaucoup de personnes qui n'ont eu besoin que de suivre mes conseils et d'imiter mon exemple; ce qui est très facile, je l'assure.

De l'Excision.

La plupart des Pédicures ne pratiquent que l'excision ; mais qu'obtiennent-ils par cette méthode ? un soulagement momentané, quelquefois aucun. Quoique cette méthode soit plus facile et plus expéditive que celle par extraction, elle n'est pas sans inconvénient.

1° On n'enlève que les têtes des cors et jamais les pointes, trop profondément implantées pour que l'instrument tranchant, quelle que soit sa forme, puisse l'atteindre *.

Cette pointe, qui reste ainsi, agit comme une partie dure qui favorise l'accroissement des cors.

Cependant, avec de la persévérance et en renouvelant exactement les pansements comme je l'indiquerai à l'article suivant où je parle des *soins*

---

* Voyez ce qui a été dit dans le paragraphe IV, page 8.

consécutifs, on parvient à une guérison parfaite. Les pansements fréquents ont l'avantage de maintenir
les résidus des cors dans un état conti-
nuel de ramollissement.

2° Comme la substance des cors
est dure, si l'on n'a pas eu soin de
la ramollir par un pédiluve ou par
l'application préalable d'un topique
onctueux, on éprouve de la difficulté
à la couper, et, lorsqu'on n'a pas
l'habitude de manier l'instrument
tranchant, on risque de se blesser.

Quand on se proposera de faire
l'excision, on aura soin d'attendrir les
cors par un pédiluve, et immédiatement après on procédera à l'opération.

On se sert d'un instrument dont
la lame a la forme de celle d'un canif
convexe à son tranchant, et est mon-

tée sur un petit manche de la grosseur d'une plume à écrire.

On commence par couper superficiellement la partie centrale du cor en dirigeant l'instrument comme une doloire, et élevant le tranchant, de peur qu'il ne s'engage dans la substance du tubercule, et n'aille soit blesser un nerf ou un tendon, soit ouvrir les membranes synoviales, ou bien rompre les ligaments de l'articulation. Pour couper, il faut diriger l'instrument comme en sciant, et légèrement.

Quelquefois il arrive que le tranchant de l'instrument s'émousse; il convient alors ou de l'affiler, ou de se servir d'un autre.

Presque toujours, quand on pratique l'excision des cors, la lame de l'instrument se recouvre d'un enduit visqueux, ce qui l'empêche de glisser et de couper facilement. On enlève cet enduit en trempant la lame dans un peu d'eau et ensuite l'essuyant avec un linge fin. Une ou deux gouttes d'huile d'olive sont préférables à l'eau pour enlever aisément l'enduit visqueux.

En coupant un cor, dès qu'on aperçoit au fond une couleur de chair assez naturelle, on cesse d'exciser plus profondément et l'on enlève les bords de la même manière que le centre.

Si, après avoir découvert la superficie d'un cor jusqu'à la couleur naturelle, on aperçoit un ou plusieurs points, soit noirs, soit blancs, on tâche de les enlever avec la pointe de l'instrument, comme si on voulait ôter une épine ou une écharde.

Aussitôt qu'on a excisé le cor autant qu'il a été possible, on y applique un peu de baudruche préparée.

Quand on coupe soi-même un cor, il peut arriver que l'on se blesse, surtout lorsque le mal est situé aux parties latérales des orteils. Nous avons déjà fait observer que, dans ces parties il existe des artères, et des nerfs *(Voyez l'introduction)*.

S'il arrive que l'on ouvre une de ces artères, le sang jaillit en abondance. Il faut en ce cas, sans s'effrayer, se hâter de mettre sur l'ouverture un morceau d'agaric (vulgairement amadou), ou même un peu de linge brûlé, et serrer le tout avec une petite bande. Comme les os présentent un point d'appui, on arréte facilement l'hémorrhagie.

Si malheureusement on pique un nerf ou un tendon, la douleur que l'on ressent est tellement horrible, qu'elle peut occasionner des convulsions. Dans ce cas, une embrocation de beaume tranquille et un emplâtre opiacé sont les meilleurs remèdes que l'on puisse employer localement.

Il arrive souvent que, sans blesser ni les artères ni les nerfs, on se coupe jusqu'au vif, et alors le sang coule plus ou moins abondamment.

En ce cas, on applique de l'amadou ou bien du lingé brûlé, ainsi que nous l'avons recommandé dans l'hémorrhagie provenant de la lésion d'une artère.

Je terminerai ce chapitre en faisant observer qu'il y a des cors que
l'on ne peut détruire ni par l'une ni
par l'autre méthode que je viens
d'exposer. On les reconnaîtra à la
douleur qui persiste après l'extraction
que l'on aura faite avec soin et exactitude. On apercevra au fond de l'excavation, où la pointe était implantée,
une teinte brune de la largeur d'une
tête d'épingle. Ce serait en vain
que l'on chercherait à enlever la pellicule qui conserve cette teinte, il
faudrait pénétrer jusqu'au vif, et le
sang qui en découlerait s'opposerait
à ce que l'on pût achever l'opération
avec exactitude.

En ce cas, on humecte l'excavation et l'on y touche légèrement avec
la pierre infernale. Dans ces cas sur-

tout les soins consécutifs ne doivent pas être négligés. J'ai souvent réussi, par ce moyen réitéré à chaque pansement, à obtenir une guérison parfaite.

§ XIII. *Soins consécutifs.*

Soit que l'on ait employé la méthode d'extraction, soit que l'on ait préféré celle par excision, il faut donner des soins consécutifs, et panser les pieds deux fois, ou au moins une fois, par semaine. A chaque pansement, on appliquera de nouvelle baudruche; on aura soin en même temps d'examiner l'état du cor.

Pendant les premiers jours, il paraît être remplacé par une épaisse lame d'épiderme, que l'emplâtre maintient dans un état constant de ramollissement. On en tire bon augure, lorsqu'on peut y exercer impunément diverses pressions avec les doigts, sans ressentir ni douleur ni élancemens; insensiblement cette couche et toutes les traces du cor disparaissent.

Si on néglige les pansemens, la couche épidermoïque dont je viens de parler se durcit. Comprimée ou froissée par les souliers, elle occasionne un point d'irritation auquel succède un nouveau tubercule. Ainsi il ne faut pas négliger d'entretenir la souplesse dans les endroits où il y a eu des cors.

On ne doit point se flatter de parvenir à ce but en prenant fréquemment des pédiluves. L'eau ne ramollit l'épiderme que momentanément; elle contribue, au contraire, à le rendre plus dur, en lui enlevant la matière onctueuse qui transsude à travers les vaisseaux exhalants. Ainsi, lorque par motif de propreté, ou par habitude, on aura mis les pieds au bain, il faudra prendre soin , après les avoir essuyés, d'appliquer de suite de la baudruche emplastique sur le siége des cors.

La manière de panser les cors doit varier selon leur position.

Pour ceux qui sont sur les orteils , et ce sont les plus communs, on adapte la baudruche en humectant, avec un peu d'eau ou de salive, la surface reluisante qui est enduite du résolutif et qui doit être appliquée sur le cor.

On pose d'abord un morceau de baudruche rouge que l'on assujétit ensuite avec une bandelette de la jaune.

Cette bandelette doit être large de six à sept lignes, et assez longue pour embrasser totalement l'orteil où est le cor. On introduit le centre de la bandelette sous la face inférieure de l'orteil, de manière que les extrémités viennent se croiser à la surface supérieure. Cette précaution ne doit pas être négligée, surtout par les personnes dont les pieds suent facilement.

La baudruche ainsi adaptée forme, autour de l'orteil, une espèce de ceinture qui adhère fortement et se maintient sans qu'il soit besoin de la recouvrir.

Si l'on appliquait le centre de la bandelette au-dessus de l'orteil, il pourrait arriver que l'humidité, toujours plus abondante dans l'interstice des orteils et à la face inférieure qu'à

la face supérieure, détruisît l'agglu-
tination des deux extrémités de la
bandelette. Alors le froissement occa-
sionné par la marche pourrait déran-
ger la baudruche de la place où elle
se maintiendra autrement d'une manière fixe.

Pour les cors placés sous la plante
des pieds, après avoir mis un peu de
baudruche rouge, on applique un
morceau d'amadou, au milieu duquel on a pratiqué un trou propor-
tionné à l'étendue du cor. On choisit
pour cela de l'amadou souple et molle.
On recouvre le tout avec une bandelette de sparadrap.

Il y a des personnes qui font usage
d'une semelle de feutre de chapeau
à laquelle on pratique des trous qui
correspondent aux endroits où ces tu-

bercules étaient placés. Cette semelle se fixe aux bas ou aux chaussons par quelques points de suture, pour qu'elle ne se dérange pas en glissant par l'effet de la marche.

Ce moyen a non seulement l'avantage de procurer un grand soulagement, mais encore est très nécessaire pour empêcher que le poids du corps n'exerce une pression directe sur le siége primitif du mal; cette pression pouvant suffire pour entraîner la récidive.

Les cors situés entre les orteils ne peuvent être traités que par l'extraction. L'on conçoit aisément combien il est difficile, pour ne pas dire impossible, d'en faire l'excision.

J'ai remarqué souvent que les excroissances qui se développent entre les orteils sont des verrues. Aussi pour en détruire les *racines* , j'emploie le nitrate d'argent fondu (vulgairement *pierre infernale*). J'ai fait observer (page 40) que ce moyen loin de convenir au traitement des cors situés ailleurs que dans l'interstice des orteils , facilite leur accroissement. Cela tend à confirmer l'opinion que l'on doit avoir sur la nature des excroissances dont il s'agit.

Après avoir extirpé le tubercule , s'il reste des résidus très apparents , on les humecte avec une goutte d'eau et on les touche avec le nitrate d'argent. Cette goutte d'eau est nécessaire pour faciliter l'action du caustique qui est nulle sur une partie sèche. Quoique l'on n'éprouve pas de douleur par l'application de la pierre , il ne faut pas appuyer long-temps, parce qu'il pourrait se dissoudre une trop grande partie de nitrate, et par conséquent se produire une inflammation.

Quand les résidus d'un cor ne sont pas apparents, on ne fait pas usage du nitrate d'argent fondu, et l'on se contente de faire le premier pansement comme j'ai indiqué pour les autres cors. On n'emploie le nitrate que dans les pansements subséquents.

Il faut réitérer au moins une fois par semaine le pansement de ces excroissances, et, chaque fois, y appliquer le nitrate d'argent fondu.

Quand toutes les traces du cor ont disparu, il ne faut pas cesser tout-à-coup l'usage de la baudruche; il importe même de le continuer pendant quelques semaines. On doit considérer comme un axiôme que, *dans toutes les maladies sujettes à récidive, il faut, quoique les symtômes aient disparu, continuer, pendant un certain temps, le traitement, afin de consolider la cure, et pour détruire la disposition aux rechutes, en prolongeant l'usage des moyens qui ont amené la guérison.*

Afin de favoriser, hâter et assurer la guérison, il faut porter des chaussures qui n'aient point les inconvénients de celles qu'on peut considérer comme la cause la plus commune des cors; je les ai désignées pages 5 et 6. Il ne serait peut-être pas hors de propos d'indiquer comment doivent être confectionnés les souliers ou les bottes, pour ne pas donner lieu aux divers états pathologiques des pieds; mais la mode, trop impérieuse, qui sacrifie à ses caprices la facilité des mouvements , l'aisance de la marche et la solidité de la station , ne manquerait pas de jeter du ridicule sur mes conseils.

Je me bornerai à dire peu de choses sur ce point. Les personnes qui ont eu des cors, soit par prédisposition naturelle , soit par quelque cause occasionnelle, renonceront aux souliers dont le bout est prolongé en pointe et dont l'empeigne est trop étroite. Elles choisiront des chaussures dont la forme soit en rapport avec celle du pied , et dont l'empeigne principalement soit douce et souple. Elles veilleront à ce que le cuir ne se durcisse ou ne se racornisse point.

L'endurcissement a souvent lieu, lorsque, après certaines marches, on

quitte les souliers imbibés d'eau, in-
crustés de boue, et que, sans les nettoyer, on les dépose dans quelque
recoin où ils sont oubliés. En séchant
ils se durcissent ; lorsqu'on les re-
prend, les pieds n'y entrent qu'avec
difficulté et s'y trouvent à la gêne.

Le racornissement est presque toujours produit par l'action du feu. Il a
lieu, par exemple, lorsque, pour se
chauffer les pieds, on les rapproche
tout chaussés trop près des cendres
ou de la braise, comme en les pla-
çant sous un poêle ou sur une chauf-
ferette.

Je terminerai ce que j'ai à dire du
traitement des cors, en fixant notre
attention sur les cas d'une vive inflammation, dont la suite, comme je l'ai
fait observer, peut devenir terrible

et funeste. On se hâtera d'y remédier.

Jamais on ne doit perdre de vue que tous les maux des pieds, quelque légers qu'ils soient, sont toujours redoutables. Les os de ces parties, généralement spongieux, sont très susceptibles de se carier.

La première chose, la plus essentielle et toujours indispensable, est le repos. Si l'inflammation n'est pas violente, il suffit souvent pour la dissiper. Mais si elle se manifeste avec des douleurs pulsatives, on a tout lieu de craindre la formation d'un abcès. En ces cas, on couvrira la partie enflammée d'un épais cataplasme de farine de graine de lin, détrempé dans une décoction de guimauve. On fera usage d'une tisane rafraîchissante et l'on se soumettra à une diète tempérante.

S'il y a des signes d'embarras gastrique, on emploiera un vomitif.

J'ai vu plusieurs cas d'inflammation de ce genre se dissiper promptement par ces simples moyens ; mais aussi j'ai vu des inflammations négligées, ou dont le principe tenait à un vice général, tel que le vice scrophuleux, scorbutique , vénérien , etc. , être suivies de carie, entraîner la chute d'un ou de plusieurs orteils. Il n'est pas sans exemple que, dans des cas de cette nature , les meilleurs praticiens , après avoir inutilement employé une multitude de remèdes, ont été contraints de recourir à l'amputation pour sauver les jours du malade. On a même vu des terminaisons plus funestes.

Ainsi dans toute inflammation ou

affection un peu grave des pieds , il importe de consulter, soit un médecin, soit un chirurgien sage et expérimenté. Ne suivez pas aveuglément les conseils des personnes étrangères à l'art de guérir. Ces conseils sont sans doute dictés par des motifs louables , mais ils manquent de cette clairvoyance , de cette sagacité, nécessaires pour en apprécier les effets, pour en modifier l'exécution, suivant les causes du mal et les circonstances dans lesquelles se trouve le malade, suivant son âge, son tempérament, ses habitudes.

§ XIV. *Des Durillons.*

Les durillons sont des callosités dont le premier aspect est ressemblant à celui des cors. Ils sont produits par les mêmes causes ; mais, ne se prolongeant pas en pointe comme ceux-ci, ils ne sont pas douleureux , et ce n'est qu'autant qu'ils acquiè-rent trop de grosseur qu'ils devien-nent incommodes.

On peut les traiter par l'extraction comme les cors ; cependant on se contente d'en faire l'excision.

Il y a des personnes qui préfèrent les amincir avec une pierre ponce ou une lime.

§ XV. *Des oignons.*

Les oignons sont de véritables cors. Leur siége est ordinairement au bord interne de l'articulation du métatarse avec le gros orteil. La chair, où se trouve implanté ce genre de cor, paraît rouge, tuméfiée et mollasse. L'épiderme s'y développe en feuillets qui ressemblent à des pelures d'oignon. On y remarque de petites pointes semblables à des grains de millet, arrondis ou coniques, épars cà et là, tantôt pellucides comme de la corne, tantôt ayant dans le centre un point noir qui ressemble à un brin de cheveux ou à une petite épine.

Les causes qui produisent les cors produisent aussi les oignons; mais la cause principale de ceux-ci tient à la déviation que les chaussures étroites et pointues impriment au gros orteil.

On parvient à enlever facilement les pointes des oignons avec les instruments dont on se sert pour extraire les cors, ou même avec le sommet d'une épingle. Quant l'extraction est faite, on y adapte un peu de baudruche, qu'il faut assujétir avec une bande de linge très fin, large de deux pouces et longue de douze à quinze. Au centre de cette bande, on pratique une ouverture proportionnée à la grandeur de l'oignon. On place cette ouverture vis-à-vis le mal pour que celui-ci ne soit point comprimé. On dirige les deux bouts de la bande l'un par-dessus le coude-pied, l'autre par-dessous la plante. On les fait croiser sur le bord externe du pied, et ramenant les deux extrémités sur le coude-pied, on les fixe l'une à l'autre par quelques points de suture.

CHAPITRE DEUXIÈME.

DES ENGELURES.

§ I.

Les engelures sont une sorte d'érysipèle phlegmoneux. Elles consistent
en un gonflement inflammatoire oc-
casionné par le froid, et surtout par
le froid humide. Les douleurs qu'elles
excitent sont à la fois pulsatives,
comme dans le phlegmon, et brûlantes comme dans l'érysipèle. Le mot
engelure dérive de *gelu*, gelée; parce
que c'est dans le temps des gelées
qu'elles se manifestent. Cependant,

si l'on y fait attention, on observe que le froid sec n'y donne lieu, qu'autant que les parties, qui en deviennent le siége, sont humectées par la sueur ou par l'effet de l'immersion dans l'eau.

Elles se développent le plus communément aux mains, souvent aux orteils et à diverses parties des pieds. Quand elles ont leur siége au talon, elles sont désignées vulgairement par le nom de *Mules*. On les voit quelquefois aux coudes, au nez, aux oreilles et aux lèvres.

§ II.

Les personnes les plus sujettes aux engelures sont les enfants, les femmes et les jeunes gens d'un tempérament faible, dont la peau est tendre, très sensible et peu habituée au froid, les individus dont la constitution est imprégnée de quelque virus, tel que le scorbut ou les écrouelles.

On y est sujet quand on est obligé, par état, d'avoir souvent les mains dans l'eau. On les voit plus fréquemment dans les climats tempérés, où le temps est inconstant, que dans les pays où l'atmosphère, quoique plus froide, n'éprouve pas tant de vicissitudes.

Parmi les causes les plus fréquentes des engelures, on doit compter la mauvaise habitude d'approcher brusquement du feu, soit des poéles, soit des chaufferettes, et même de l'âtre, les mains ou les pieds engourdis par le froid. On doit y compter pareillement l'exposition subite au froid, dans le moment où ces parties sont pénétrées de chaleur.

§ III.

Le développement des engelures est plus ou moins lent; il est aisé d'en observer tous les progrès. Dans le lieu qui doit en être le siége, il paraît une petite teinte rouge, plus ou moins vive, accompagnée de chaleur et d'un léger gonflement; bientôt quelques démangeaisons s'y font sentir; malgré soi on y porte la main, on les frotte dans le but de calmer ces démangeaisons qui, peu-à-peu, deviennent plus vives, et à tel point qu'elles sont intolérables. Si l'on expose la partie à une forte chaleur, elles font éprouver le sentiment d'un prurit piquant. Les impressions de l'air froid, que le malade recherche, semble calmer ce prurit; mais le calme n'est que momentané, et bientôt la douleur se renouvelle, le mal se propage profondément, la tumeur prend de l'accroissement, acquiert souvent une étendue considérable; le mouvement de la partie est pénible, quelquefois impossible. La peau passe successivement du rouge à une couleur pourprée, violacée, livide ou marbrée. Les douleurs prennent un nouveau caractère; elles deviennent brûlantes et pulsatives.

Quand le mal est parvenu à ce degré, l'épiderme se soulève; de petites vésicules, remplies d'une liqueur roussâtre et âcre, se forment, se distendent et crèvent. Il en résulte des ulcérations d'un mauvais aspect, irré-

gulières, très douloureuses, parse-
mées de chairs grisâtres et blafardes;
elles se propagent rapidement aux tendons, s'étendent jusqu'à la substance
des os, dont elles déterminent quelquefois la carie. Parvenues à un tel degré,
elles laissent suinter une matière icho-
reuse et souvent très fétide; leur guérison est toujours très difficile.

Enfin, on a vu des engelures ame-
ner la gangrène, et même la mort.

§ IV.

Il est aisé de concevoir combien il
est important de remédier à ces sortes
d'infirmités, puisque non seulement
elles causent une gêne des plus péni-
bles, mais encore peuvent avoir la
terminaison la plus funeste, et, dans
tous les cas, ne disparaissent qu'avec

lenteur, laissant des traces désagréables, avec une disposition toute particulière à la récidive.

§ V.

Le traitement des engelures est préservatif ou curatif.

Le traitement préservatif est celui
par lequel on s'oppose à la naissance
de ces affections. Le moyen le plus
efficace est d'habituer au froid les
parties qui en sont ordinairement le
siége.

Comme toute transition subite de
la chaleur au froid et du froid à la
chaleur est la cause la plus commune
des engelures, on prendra quelques
précautions pour l'éviter.

La première est de ne point faire
usage de gants fourrés, de manchons

ou d'autres objets semblables, dont la propriété est de conserver une chaleur qui tient les pores de la peau entr'ouverts, et rend cet organe plus susceptible des impressions que produit tout changement de température.

Aux approches de l'hiver, après s'être lavé les mains ou les pieds avec de l'eau froide, on fera des lotions d'eau-de-vie, ou mieux d'eau de Cologne.

On doit prendre le plus grand soin, pendant l'hiver, de ne point conserver des chaussures humides, et d'avoir toujours les pieds secs. On fera beaucoup d'exercice; on se lavera les mains, en tout temps, avec de l'eau froide, ce qui contribue à donner du ton et de l'énergie à la peau.

Les femmes, à l'époque de leurs

règles, éviteront de tremper les pieds ni les mains à l'eau froide.

Pendant les rigueurs de la saison, lorsqu'on viendra de se laver, ou bien lorsqu'on se sera exposé à l'action d'un froid humide, ou qu'on aura ce qu'on appelle vulgairement l'*onglée*, il faudra éviter de s'approcher trop du feu, dans l'intention de se réchauffer promptement.

Quant au traitement curatif, il faut distinguer les engelures qui ne sont pas ulcérées, et celles qui le sont.

Nous allons indiquer quelques remèdes dont l'efficacité est attestée par l'expérience.

***

Au début de l'inflammation, ou même quand les engelures ne sont pas ulcérées :

Prenez eau commune froide, ... *demi-litre.*
— Extrait de saturne (acétate de plomb li-
quide) . . . . *deux gros.*
— Eau-de-vie, ... *un petit verre.*

Mêlez, vous aurez une eau blanche, connue sous le nom d'*eau végéto-mi-nérale*, dans laquelle vous tremperez quelques compresses, que vous appliquerez sur les parties affectées; et vous renouvellerez, plusieurs fois dans la journée, ces fomentations.

∽∽∽∽∽∽∽∽

Prenez un seau d'eau très froide, plongez-y la partie malade pendant sept à huit minutes. Réitérez plusieurs fois cette immersion. Ayez l'attention, chaque fois, de bien essuyer la partie et de la garantir du contact de l'air, en l'enveloppant d'un morceau de taffetas gommé.

∽∽∽∽∽∽∽∽

5.

Frottez, plusieurs fois par jour, les mains ou les pieds avec de la neige, pendant quelques minutes; ayez soin de les bien essuyer et de les envelopper d'un taffetas gommé.

Lorsque les engelures commencent à se manifester, et que l'inflammation est tellement violente qu'elles occasionnent la fièvre, l'application des saugsues, sur le siége du mal, produit d'excellents effets.

Je me suis souvent très bien trouvé de faire laver les mains avec de l'eau de mer, et même avec celle que déposent les huîtres.

On a vanté la décoction de rave ou de navet, dont on imbibe des compresses.

J'ai fait souvent usage, avec succès, des fomentations de vin chaud avec addition d'un peu d'eau-de-vie.

Les lotions avec l'essence de térébenthine sont efficaces ; mais l'odeur de cette substance est trop forte et trop désagréable.

On a beaucoup préconisé l'électricité.

Les fomentations avec le mélange suivant ont eu le plus heureux succès, toutes les fois que j'en ai fait faire usage.

Prenez teinture de cantharides, *deux onces.*
— Ammoniaque liquide, ... *deux gros.*
— Savonule de potasse, ... *un gros.*

Quand le mélange est bien formé,

on s'en sert en imbibant des compresses douces que l'on tient appliquées sur les parties malades, et que l'on humecte de temps en temps.

Le baume Opodeldock peut être substitué à ce mélange.

Lorsque les engelures sont ulcérées, le traitement doit être secondé par le repos de la partie malade; cela est indispensable, si l'affection est aux pieds. Il faut, dans ce dernier cas, se résoudre à garder le lit, où la position du corps est aussi commode qu'elle est favorable au traitement; on s'y trouve à l'abri de l'influence de l'air froid, duquel il est important de se garantir. L'usage du mélange que j'ai décrit ci-dessus, est avantageux dans le cas où l'ulcération présente un aspect livide et que les chairs ont besoin d'être un peu animées.

Quand on aperçoit des fongosités, on les touche avec la pierre infernale (*nitrate d'argent fondu*). Si, au contraire, les chairs paraissent vives, on y applique des plumaceaux de charpie, enduits d'un peu de cérat auquel on a mêlé quelques gouttes d'extrait de saturne. Le cérat ainsi préparé se trouve chez tous les pharmaciens; il est connu sous le nom de *cérat de Goulard*. On fait à chaque pansement des lotions avec l'eau végéto-minérale, tiède.

Si, pour apaiser la violence des douleurs, on est contraint de recourir à l'emploi des cataplasmes émollients, on doit les appliquer froids.

Dans tous les cas où les engelures

sont ulcérées, il faut se soumettre à un régime; il est le plus puissant moyen pour seconder les effets des remèdes et les efforts de la nature.

Par régime, je n'entends pas une diéte sévère et absolue, mais la privation des aliments indigestes et de ceux qu'on appelle, en quelque façon, incendiaires. Il faut en outre se régler sur la quantité; ce précepte doit surtout être suivi, quand la personne malade est réduite à garder le repos. On conçoit aisément qu'elle ne peut pas digérer aussi facilement que lorsqu'elle prend de l'exercice, par conséquent, il faut qu'elle retranche sur sa nourriture.

Le régime est aussi nécessaire aux individus chez lesquels divers symptômes font soupçonner ou dénotent, soit un embarras gastrique, soit une constitution infectée de quelque virus. C'est alors le cas de dire, avec Hippocrate : *Impura corpora quò plus nutrias eò magis lœdes.*

On est obligé, en outre, de faire concourir le traitement interne.

S'il y a des signes d'embarras gastrique, on doit faire usage, pendant deux jours, d'une décoction d'orge ou d'une infusion de chicorée, et administrer un vomitif; on a recours ensuite à quelque légers purgatifs. Dans le cas où le malade est infecté de quelque virus , c'est contre ce virus que l'on dirige les soins. En un mot, toute maladie qui coïncide avec les engelures, ou qui les complique, doit attirer une sérieuse attention.

Lorsque les ulcères, provenant des

engelures, ne cèdent ni aux remèdes,
ni au retour de la belle saison, il y a
lieu de croire qu'ils tiennent à quelque autre principe. Ils guérissent
alors difficilement, et, s'ils se cica-
trisent, il arrive souvent qu'il se développe des maladies qui frappent
quelque organe essentiel à la vie.

Dans ce cas, on administre une
potion laxative, on établit un cautère
soit au bras, soit à la cuisse ; on l'entretient pendant tout le temps nécessaire au raffermissement de la santé, ce
qui exige quelquefois plusieurs mois.

Un des accidents les plus terribles
qui peuvent survenir aux engelures,
c'est la *gangrène*. Elle s'annonce par
des signes précurseurs, faciles à saisir.
La rougeur, qui était vive, fait place
à une teinte brunâtre ; la chaleur

se dissipe, la sensibilité s'éteint ; l'ulcère devient livide ou noirâtre, il s'y forme ce qu'on appelle une escare. Tels sont les principaux caractères de l'état gangrèneux.

La partie malade reste dans un état d'affaissement et de torpeur, jusqu'à ce que la nature, par ses propres forces, ou secondée par des remèdes appropriés, réveille l'inflammation, ou pour mieux dire, produise une excitation salutaire. Alors les bords de l'engelure acquièrent un nouveau degré de chaleur, prennent une couleur vermeille. La démarcation entre l'escare et le cercle vif qui l'environne est tranchante. Il s'y établit une suppuration dont l'odeur devient, en peu de temps repoussante, et quelquefois cadavéreuse.

Le traitement, dans le cas de gangrène, sera modifié suivant la constitution de l'individu, son âge, etc. Il doit être confié à un homme instruit dans l'art de guérir. L'état de gangrène qui survient aux engelures exige, en général, l'usage des potions toniques, parmi lesquelles il faut distinguer le vin de quinquina, par doses modérées.

Extérieurement on saupoudre l'ulcère avec du charbon pilé ou de la poudre de quinquina. On se sert de substances propres à favoriser la chute de l'escare, telles que l'onguent de styrax, l'eau-de-vie camphrée.

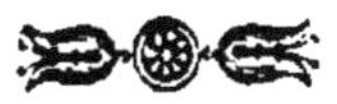

CHAPITRE TROISIÈME.

DES VERRUES.

§ I.

Sous le nom de verrue (*verruca*), on entend, généralement, une excroissance dont la surface est plus ou moins dure et rugueuse. Les verrues sont trop communes, pour qu'il soit nécessaire d'en donner une ample description.

Elles peuvent se développer sur toutes les parties de la peau. Elles ont ordinairement leur siége aux mains et au visage, quelquefois aux pieds. Les unes tiennent à la peau par une base large, les autres par une espèce de pédicule. Les unes et les autres sont plus ou moins petites et ne dépassent pas la grosseur d'une noisette. On les a long-temps regardées comme des excroissances épidermoïques; il est reconnu aujourd'hui qu'elles sont d'une nature différente de l'épiderme; cela est prouvé, facilement, par le sang qui en découle et par la douleur qui se fait sentir quand on les coupe. Elles ont des racines qui se prolongent plus ou moins dans le tissu de la peau.

§ II.

Quelles sont les causes des verrues? D'où viennent-elles? Voilà des questions plus difficiles à résoudre.

Elles naissent, disent certains auteurs , de l'extension vicieuse des
papilles dermoïdes, suite d'une acri-
monie acide* ou de la malpropreté.

Galien les considérait comme des
boutons ou pustules qui paraissent
sur la peau, où les facultés internes
les poussaient avec violence, pour se
débarrasser d'une matière hétérogène
et contre nature.

Nous lisons dans un autre auteur :
« que les verrues sont des excrois-
« sances extraordinaires des fibriles
« nerveuses de la peau; que les prin-
« cipes de toutes ces excroissances
« procèdent d'une humeur grossière,
« mélancolique, ou flegmatique salée,
« convertie en mélancolie, qui, desti-
« tuée de circulation, s'épaissit insen-

* Swediaur, *Malad. syph.*, tom. 1ᵉʳ.

« siblement et forme les callosités
« qu'on appelle verrues. »

Cette manière d'expliquer l'origine
et les causes des verrues se ressent
des siècles où le système des acrimo-
nies était en vigueur. Tout ce que
l'on voudra dire, aujourd'hui, ne doit
émaner que de la stricte observation.

Or, d'après les remarques les plus
suivies, il faut se borner à dire que
les enfants et les jeunes gens sont
plus sujets aux verrues que les vieil-
lards.

Le plus souvent elles sont une maladie locale; cependant on a eu quelquefois lieu de penser qu'elles provenaient d'un vice intérieur, tel que le
vice vénérien, cancéreux ou autre. Si
elles se développent en grande quantité, ou si, à mesure qu'on les détruit

elles repullulent, on peut leur supposer une cause interne.

Voici, toutefois, comment s'explique l'auteur qui a traité cet article dans le *Dictionnaire des sciences médicales.*

« Les verrues prennent naissance
« dans le chorion et le corps muqueux.

« Quand on coupe verticalement
« une verrue un peu volumineuse,
« prise sur un cadavre ou extirpée sur
« un individu qui a voulu s'en débar-
« rasser, on voit l'épiderme augmenter
« progressivement d'épaisseur jus-
« qu'au centre de la verrue, le cho-
« rion s'épaissir comme l'épiderme,
« et envoyer dans l'épaisseur de celui-
« ci des prolongements qu'on nomme
« les *racines* de la verrue ; quelquefois
« ces prolongements, enveloppés d'une

« couche épidermoïque se séparent
« les uns des autres, et donnent à la
« petite tumeur un aspect fendillé. En
« coupant les verrues, il n'est pas rare
« d'apercevoir dans leur épaisseur des
« points noirâtres ; M. Cruveilhier
« dit avoir vu une fois des vaisseaux
« sanguins très développés suivre,
« sous forme de stries rouges , les
« prolongements du derme. Dans les
« verrues superficielles, le corps mu-
« queux et l'épiderme sont seuls af-
« fectés. »

§ III.

Les verrues ne sont point contagieuses ; elles n'ont de danger que
lorsqu'elles tiennent d'un vice cancéreux. Elles sont désagréables; mais
ne deviennent incommodes que par

leur siége ou par leur grosseur. On
conçoit que, lorsqu'elles sont situées
sous la plante des pieds, elles causent
nécessairement une gêne pénible.
Quand elles sont situées aux articulations des doigts, elles portent plus
ou moins obstacle à la liberté des
mouvements. Si elles sont irritées,
soit par le froissement, soit par quelque traitement inconsidéré , elles
peuvent occasionner non seulement
une violente inflammation, mais encore des ulcères du plus mauvais caractère.

Quoique les verrues ne soient pas
contagieuses, il n'est pas sans exemple
que le sang qui en découle, quand on
les excise, ait donné naissance à de pareilles excroissances. Aussi nous re-
commandons de bien laver et essuyer

l'instrument dont on se sera servi, quand on aura employé la méthode de l'excision.

§ IV.

Le traitement doit être dirigé, suivant que la maladie est locale ou dépend d'un vice interne.

Quand on a lieu de soupçonner que les verrues ont leur source dans une affection générale et interne, on traite celle-ci par les remèdes convenables. Ainsi on emploiera les anti-syphilitiques si l'affection est vénérienne. Les verrues disparaîtront par le seul effet du traitement principal.

Quand elles proviennent d'un vice local, elles cèdent ordinairement à l'application des remèdes externes. On lie avec un fil ciré celles qui tiennent par un pédicule; on serre le fil par degrés, de manière à suspendre la circulation dans les verrues, pour les priver de la vie; insensiblement elles périssent et se détachent.

On fait le nœud à deux passes, appelé le *nœud de chirurgien*. La cire dont on enduit les fils empêche qu'ils ne glissent, et que par conséquent la ligature ne se relâche lorsqu'on a fait une constriction convenable.

On ne peut pas employer ce mode de traitement avec les verrues qui tiennent par une base large. Alors les moyens les plus sûrs et les plus expéditifs sont l'extirpation ou l'excision. Pour les extirper, on s'y prend de la même manière que pour extraire les cors, je veux dire qu'on les dégage légèrement tout autour. Quand elles sont ainsi dégagées , on les enlève soit avec le bistouri , soit avec des ciseaux courbes.

Quand on se sert du bistouri, on fait deux petites incisions semi-elliptiques.

L'opération est un peu douloureuse; elle doit être faite par un homme instruit et adroit.

Si le malade redoute de se soumettre au traitement par l'instrument tranchant, on fait usage de remèdes qu'on applique sur le mal. On attribue de l'efficacité à un très grand nombre. Quelquefois les premiers qu'on emploie réussissent; d'autres fois c'est en vain qu'on les met, successivement, tous à contribution.

On frotte les verrues avec du sel dissout dans du vinaigre, avec le suc de chélidoine, de tithymale, de figuier, de l'herbe aux verrues, etc., avec de l'eau de javelle, ou bien avec la dissolution de muriate d'ammoniaque dans l'eau. Cette dissolution a rarement trompé mon attente ; avec elle j'ai guéri une jeune demoiselle dont les mains étaient couvertes de verrues, qui avaient résisté à une infinité de remèdes.

Voici la manière dont je l'emploie : Je commence par raser les principales verrues ; le malade lave, avec la dissolution ammoniacale, les parties où sont situées les excroissances. Il répète ces lotions plusieurs fois dans la journée, sans essuyer ; le soir il applique des compresses imbibées de la dissolution. Peu à peu les verrues paraissent s'entrouvir et tombent.

On a proposé, pour la guérison de ces excroissances , de les enchasser dans un trou pratiqué à une lame de fer-blanc; de les couvrir ensuite d'une couche de soufre auquel on met le feu. Ce traitement est dangereux; il a eu des suites funestes; je suis loin de le conseiller.

On a fait usage d'arsenic et de su-blimé corrosif; ces substances escaro-tiques, sont à redouter; elles ont souvent produit de très mauvais effets. On a employé plus avantageusement le sommet d'une aiguille à tricoter, rougi au feu.

J'ai souvent réussi en touchant avec la pierre infernale la verrue que j'avais préalablement ébarbée avec le bistouri.

Un moyen plus doux, qui ne peut

avoir aucune suite fâcheuse, c'est de raser la verrue, et d'y appliquer de la toile d'araignée. Je connais plusieurs personnes qui m'assurent avoir été guéries par ce procédé, tandis qu'elles avaient inutilement employé une foule de remèdes différents.

L'eau forte (acide nitrique), est conseillée par tous les auteurs; je la préfère moi-même bien souvent à tous les autres moyens. Mais quelle circonspection ne faut-il pas, pour faire usage d'un tel remède! Combien de fois n'a-t-on pas vu son emploi être suivi d'une terrible inflammation ou d'ulcérations cancéreuses! cela arrive surtout aux verrues placées au visage. Par conséquent on ne fera usage de ce caustique, ni pour celles qui sont sur les articulations, ni pour celles qui se montrent au visage; ces dernières doivent être détruites, ou par l'instrument tranchant , ou par un caustique dont les effets soient tels qu'il puisse emporter le mal d'une seule fois.

Lorsqu'on fait usage de l'acide nitrique , on trempe dans ce liquide l'extrémité d'un petit morceau de bois aiguisé comme le bec d'une plume; on fait tomber par une légère secousse la première goutte qui serait trop considérable , l'on pose ensuite ce qui reste sur le milieu de la verrue. Une combinaison chimique altère l'excroissance qui devient jaune. On réitère ce procédé deux fois par jour, jusqu'à ce qu'on aperçoive que les racines s'écartent. Si les verrues ne proviennent pas d'un vice interne , elles tomberont et ne se reproduiront pas.

On a l'attention de ne mettre de l'eau forte que sur les verrues les plus grosses et qui ne soient pas directement sur les articulations ; l'expérience a démontré que, lorsque les plus grandes périssent par ce traitement, les petites subissent le même sort. Sans doute cela provient de ce que ces excroissances tirent leur suc nourricier de la peau, et que l'acide nitrique produit dans cet organe une impression qui rétablit son mode de vie dans les conditions nécessaires à la santé. Ce raisonnement est peut-être le seul par lequel on puisse expliquer des guérisons opérées par des frictions faites avec des herbes ou des plantes potagères, telles que les tiges de poireaux, les feuilles d'oseille, de haricots, etc.

Je ne parlerai point de ces remèdes mystérieux dont le simple bon sens fait justice.

A quoi peut servir de frotter les verrues avec le milieu d'une pomme que l'on a partagée en deux, que l'on réunit ensuite et que l'on fait pourrir, soit dans les latrines, soit dans du fumier, ayant la ferme confiance que plus tôt la pomme pourrira, plus tôt les verrues périront. Je laisse à penser si tremper ses mains dans l'eau d'un bénitier, *à l'église*, est plus efficace que de le faire *chez soi*. Prononcer des mots inintelligibles en aspirant sur les verrues ; prendre un fil dans la chemise d'un mourant, sous la manche gauche, faire à ce fil autant de nœuds que l'on a de verrues, frotter une verrue avec un de ces nœuds, ensuite enterrer le fil dans un endroit humide et attendre que la maladie se dissipera au fur et à mesure que les nœuds tomberont en pourriture, tels sont les remèdes qui ont été proposés, non seulement par des bonnes femmes, mais même par certains auteurs. Je conviens que ce sont des remèdes innocents et très innocents dans toute la force du terme ; je conviens que l'on peut, facilement et sans inconvenient, en faire l'expérience. Mais quand on voudra persuader, que, si la guérison a lieu, elle n'est due qu'à ces moyens, avouons qu'il faudrait une grande provision de bonhomie et de crédulité pour répondre sincèrement : *je le crois*.

Il se développe quelquefois, à la plante des pieds, des verrues larges, et qui gênent absolument la marche : j'ai réussi à les détruire par la potasse caustique (pierre à cautère). On doit appliquer la potasse exactement comme pour former un cautère ; ainsi on prendra un morceau de sparadrap, au milieu duquel on pratiquera une ouverture de la grandeur de la verrue ; on appliquera le sparadrap sur la partie, de manière qu'il adhère bien dans tous les points à la peau, et que, par le moyen de l'ouverture pratiquée, la verrue soit à découvert ; on y versera une goutte d'eau, et l'on y mettra un petit morceau de potasse de la grosseur d'une petite lentille ; on recouvrira le tout avec un autre morceau de sparadrap ;

enfin on assujettira cet appareil, avec une compresse et une petite bande.

La verrue sera convertie en une escare, dont la chute ne tardera pas à s'effectuer.

Je ne crois pas avoir besoin de faire observer que, pendant la suppuration qui a lieu et qui doit entraîner l'escare, il faut garder le plus parfait repos. Ceci est un précepte général qu'il ne faut pas oublier dans le traitement des plaies ou des ulcères, tant des pieds que des jambes. Or la cautérisation, dont nous parlons, est une plaie artificielle qui pourrait prendre un mauvais caractère, si l'on n'en favorisait la guérison par le repos.

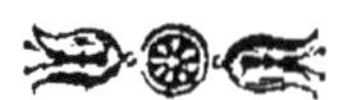

CHAPITRE QUATRIÈME.

MALADIE DES ONGLES.

§ I.

Les ongles sont des parties dont la substance est semblable à celle des cornes des animaux. Les ongles des pieds sont placés au dessus de l'extrémité des orteils. On y distingue trois parties, la racine, le corps et l'extrémité : la racine est logée sous un repli de la peau; le corps est la partie moyenne, adhérente à l'orteil par la face inférieure, et libre par la face supérieure; et l'extrémité, qui est le prolongement du corps, est libre dans ses deux faces ainsi que dans ses bords latéraux et antérieurs; elle est susceptible de prendre un très grand accroissement.

On les regarde comme des appendices de l'épiderme qui se replie pour les former. Ils donnent aux orteils plus de fixité dans la station. Naturellement insensibles, ils sont dépourvus de nerfs ; on n'y a point découvert des vaisseaux. Il est vraisemblable que le corps muqueux concourt à leur formation. C'est une erreur de prétendre qu'ils croissent après la mort; mais pendant la vie, il ne cessent de croître , même dans l'âge le plus avancé. Les Chinois qui regardent la longueur des ongles comme une marque de beauté, ne les coupent jamais. N'envions pas à ces peuples des coutumes tellement bizarres, qu'il est difficile d'ajouter foi à ce qu'en disent les écrivains. Ayons soin de ne pas laisser trop croître les ongles, autant par principe de propreté, que par l'inutilité et l'incommodité de leur longueur, dans l'état de civilisation où vivent les Européens.

§ II.

Les ongles sont sujets à se gercer, se fendre, s'exfolier, se recourber dans la peau, se racornir, et à subir diverses altérations dont les effets sont leur difformité et quelquefois leur chute.

Les altérations des ongles dépendent le plus souvent des vices vénérien, scrophuleux ou scorbutique,

Dans ces cas on ne peut y remédier radicalement, qu'en détruisant la cause par un traitement général et approprié. Quant aux altérations qui ne dépendent d'aucune cause interne, on se contente du traitement local.

Les ongles qui se gercent, se fendent ou s'exfolient, demandent à peu près les mêmes soins. On les enveloppe dans un peu de toile enduite d'un onguent gommo-résineux , tel que le diachylon; souvent la poix dont se servent les cordonniers suffit.

L'ongle, qui se recourbe et pénètre dans la peau, est ce que les nosologistes appellent *ongle entré dans la chair*. Cette maladie a son siége, quelquefois aux mains , communément aux pieds et principalement au gros orteil. Il est hors de doute que la

cause la plus ordinaire de cette infirmité émane directement de l'usage
des chaussures étroites qui impriment
aux ongles des déviations vicieuses.
La pression ayant lieu latéralement,
l'ongle se recourbe en forme de cy-
lindre ; le bord est replié contre la
chair, il y cause une gêne à laquelle
on n'attache souvent nulle importance.
Quelquefois, dans l'intention de se procurer quelque soulagement, on coupe
l'ongle en rond, on détruit autant que
l'on peut le bord qui gêne. Le soulagement n'est pas de durée ; l'ongle
croît rapidement, le bord hérissé de
divers petits angles résultant de la
coupe pratiquée avec les ciseaux pé-
nétre plus vivement. Ce n'est plus une
simple gêne qu'il cause , c'est une
douleur suivie d'inflammation ; enfin

les chairs sont entamées, et il survient une suppuration opiniâtre. Si le malade se livre à quelque marche fatigante, il peut en survenir les suites les plus funestes.

Diverses méthodes ont été conseillées et pratiquées avec plus ou moins de succès. M. le professeur *Béclard*, dans ses additions à l'anatomie générale de *Xav. Bichat*, en parlant de cette maladie, s'exprime ainsi : *L'arrachement de l'ongle est le remède le plus efficace.*

J'ai vu souvent pratiquer cette méthode, j'ai remarqué plusieurs fois que l'ongle ne tardait pas à renaître et à reproduire les mêmes désordres. Au reste peu de malades sont disposés à se soumettre à une opération aussi douloureuse.

Une autre méthode que l'on suit communément est décrite dans la nosographie de M. Richerand. Voici comment ce célèbre chirurgien s'exprime :

« Desault a trouvé la véritable mé-
« thode curative de cette maladie.
« Avant lui, on se contentait de ré-
« primer , par les cathérétiques ,
« comme l'alun calciné, la pierre in-
« fernale , etc. , les chairs exubérantes;
« on amincissait l'ongle , et même on
« l'arrachait; mais le nouvel ongle re-
« produisait bientôt la même infirmité.
« Desault imagina d'engager, sous
« le bord de l'ongle entrant dans les
« chairs, une lame de fer-blanc qui,
« recourbée au côté interne et au des-
« sous du gros orteil, comprimait les
« chairs, et les rabattait , en quel-
« que sorte, à leur niveau. Cette

« lame, fixée au moyen d'une com-
« presse et d'une bande roulée,
« était bien plus propre à relever
« l'ongle, et affaisser les chairs,
« que les petits bourdonnets de char-
« pie que Fabrice d'Aquapendente
« employait au même usage. On re-
« nouvelle au bout de trois jours le
« premier appareil. Les pansements
« deviennent chaque jour moins dou-
« loureux, à mesure que les chairs
« s'affaissent et que l'ongle les sur-
« monte en grandissant. Enfin, la cure
« est achevée, lorsqu'il les déborde
« complètement. Ceci ne s'obtient
« guère que par un traitement conti-
« nué pendant deux mois au moins.
« J'ai eu trois occasions de mettre ce
« traitement en usage. Une lame de
« plomb ne peut être substituée à celle

« de fer-blanc, au moins dès les pre-
« miers temps de la cure; le plomb,
« faute de consistance, se recourbe,
« et ne s'engage qu'avec beaucoup de
« difficultés au-dessous de l'ongle; on
« peut tout au plus se servir de ce mé-
« tal, plus flexible, vers la fin de la
« maladie. L'opération requise pour
« la guérison de l'ongle entré dans la
« chair est nécessairement très dou-
« loureuse, et la récidive est imman-
« quable, si les malades reprennent
« l'usage des chaussures étroites, et
« surtout l'habitude d'arrondir le
« bord libre de l'ongle. On peut éta-
« blir comme maxime, que les ongles
« des orteils doivent être coupés
« droit ou carrément, tandis que
« ceux des mains veulent être arron-
« dis. C'est la seule manière de préve-

« nir l'infirmité dont il est question
« dans cet article. »

Il est aisé de reconnaître que cette
méthode entraîne de telles difficultés,
que souvent elle manque son but. Il
n'est donc pas étonnant que beaucoup
de chirurgiens préfèrent l'arrachement, sans s'arrêter aux considéra-
tions relatives aux douleurs qui en
sont inséparables.

Les moyens que j'emploie, pour remédier à cette maladie, sont simples,
ne causent aucune souffrance ; ils ont
pour résultat un succès constant.

On commencera par racler le dessus de l'ongle le long du côté qui pénètre dans les chairs. On aura soin
de le racler suffisamment pour qu'il
devienne souple et puisse être redressé
dans le sens contraire à sa courbure.

6*

Deux petites agraffes en argent, de la longueur de deux lignes sur autant de largeur, et dont le sommet est recourbé d'environ demi-ligne; un petit anneau en argent du diamètre de trois à quatre lignes; un peu de gros fil ciré, une bandelette de tafetas gommé, composent l'appareil.

On enchasse les bords de l'ongle dans les crochets des agraffes, et, par le moyen du fil ciré que l'on a passé dans les trous des agraffes, on soulève les bords de l'ongle, en tordant le fil avec le petit anneau dont on se sert comme d'un garrot.

De cette manière l'ongle est redressé dans le sens contraire à son enfoncement; les chairs sont dégagées; l'irritation cesse, le calme se rétablit, et, après un traitement de peu de jours, la guérison est parfaite.

M. le vicomte Morel de Vindé, pair de France, m'écrivit le 21 janvier 1821 : « J'ai l'infirmité grave des ongles « rentrants dans les pouces des pieds, « mais je n'ai pu obtenir jusqu'ici « qu'un traitement *palliatif* renou- « velé tous les mois, tandis que votre « ouvrage m'apprend qu'il en existe « un curatif que mes longs séjours à « la campagne me rendraient bien « nécessaire. Je vous aurai donc une « grande obligation, etc. »

Après avoir examiné les pieds du malade, je reconnus facilement que le traitement palliatif, qu'on employait pour le soulager, n'avait d'autre ré- sultat que d'aggraver l'infirmité. Les plus célèbres chirurgiens de la capi- tale, qu'il avait successivement con-

6*.

sultés, lui conseillaient l'arrachement des ongles. Mais le seul mot arracher lui faisait une telle impression, qu'il préférait garder son mal toute la vie.

Trois pansements, dans le courant de la première semaine, et une visite au bout d'un mois, suffirent.

Le 19 mai de la même année, le malade m'écrivit : « Je n'ai point ou- « blié, Monsieur, que je vous dois un « tribut de reconnaissance pour vos « bons soins que *le succès a entière-* « *ment couronnés.* Permettez-moi de « joindre à cette lettre, etc. »

Quand on est parvenu à corriger la déviation de l'ongle, il faut prendre des précautions pour empêcher la récidive.

La première est de renoncer aux chaussures trop étroites.

Une autre, non moins importante, est, quand on coupera les ongles, de faire attention à leurs bords, de ne jamais les couper en rond, mais carrément, de manière que les parties latérales débordent par-dessus la peau. Si l'on s'aperçoit qu'ils tendent à se recourber, on intercale un peu de charpie, ou mieux une petite lame de plomb. *Satiùs est præcavere quam curare.*

J'ai donné des soins à une jeune demoiselle, âgée de dix-huit ans, qui avait cette maladie à l'index de la main droite; dès le commencement on avait regardé le mal comme un panaris; mais une suppuration opiniâtre, pendant quatre mois, avec douleur, gonflement du doigt, fongosité charnue à la racine, firent chan-

ger d'idée sur la nature de la maladie,
cependant ne ramenèrent pas au vrai
diagnostic; et d'une erreur on tomba
dans une autre.

Divers cathérétiques, comme le nitrate d'argent fondu, divers onguents,
tels que le baume d'Arcœus, avaient
été inutilement employés, lorsque je
vis la malade pour la première fois. Je
sondai le mal, et je reconnus que le
bord de l'ongle se recourbait, à sa
racine, du côté interne; je ne doutai
pas que ce ne fût la véritable cause de
cette infirmité. Je raclai l'ongle à sa
partie convexe, près de la courbure,
afin de le rendre souple et pouvoir
ainsi soulever la portion qui entrait
dans la chair, ce que j'exécutai avec
beaucoup de facilité; et la douleur que
je fis éprouver, en redressant, fut à

peine sensible. Le bord recourbé était tranchant et se faisait remarquer par deux petites aspérités pointues. Je découpai, par précaution, ces aspérités ; quoique, une fois soulevées, elles ne fussent plus en état de nuire. Au premier pansement, je me contentai de protéger la chair avec un peu de charpie. Le lendemain j'interposai une petite lame de plomb qui fut suffisante pour soutenir l'ongle déjà aminci. A chaque pansement, le doigt était baigné, pendant une demi-heure, dans une décoction de son. Au bout de dix jours la guérison fut parfaite.

§ IV.

Souvent l'ongle du gros orteil se contourne vers l'orteil voisin qu'il gêne, froisse et entame quelquefois.

Quand, pour remédier à cet accroissement vicieux, on retranche, avec
les ciseaux, le sommet qui se contourne, on fait précisement ce qui est
entièrement contraire au but que l'on
se propose. Un principe généralement
reconnu, confirmé par l'expérience
de tous les jours, c'est que plus
on coupe les ongles, plus ils croissent
rapidement. On dirait qu'ils jouissent,
à cet égard, des mêmes propriétés que
les cheveux ou la barbe; et que la
coupe appelle, sur le point où elle est
effectuée, une activité vitale toute sin-
gulière. Les physiologistes n'ont encore
déduit de ce principe aucune consé-
quence utile pour certains cas pathologiques, tels que la direction vicieuse
de ces parties.

§ V.

Les ongles ont une pellucidité à travers laquelle il est facile d'apercevoir, sous leur concavité, le pus qui s'y forme, de même que les corps étrangers qui peuvent s'y être introduits en pénétrant entre leurs bords et la peau.

Lorsque, à la suite d'un coup ou d'un panaris, il s'est formé une collection de pus dont le foyer est précisément sous l'ongle, il faut ratisser celui-ci et l'amincir au point d'avoir autant de facilité pour le percer que pour faire une incision à la peau. De cette manière on donne issue à la matière purulente dont le séjour trop prolongé pourrait produire des désordres.

S'il s'engage quelque corps étranger sous les ongles, comme une épine ou une écharde, on s'empressera d'en faire l'extraction. Si ce corps est tellement engagé qu'on ne puisse le retirer par le passage qu'il s'est frayé en y pénétrant, on pratiquera une ouverture à l'ongle, après l'avoir aminci avec un morceau de verre ou un grattoir ; ce procédé est plus facile et moins douleureux, que celui par lequel on agrandit l'ouverture qui a servi de passage. Pour extraire les épines ou les échardes, on peut faire usage, soit d'une aiguille, soit d'une épingle, ou mieux d'un petit poinçon. On est obligé quelquefois de recourir à de petites pinces, pour saisir et entraîner au-dehors le corps étranger.

Je n'ai jamais vu des cors se développer sous les ongles, mais bien aux côtés de leur racine. S'il arrivait cependant qu'il s'en formât précisément sous l'ongle, il faudrait préluder à leur extraction comme pour tout autre corps étranger, suivre ensuite le procédé qui a été décrit (page 48) et y donner les soins consécutifs.

CHAPITRE CINQUIÈME.

DU CHEVAUCHEMENT DES ORTEILS.

§ I.

LE chevauchement des orteils est une direction vicieuse de ces parties. Il consiste en ce que l'orteil qui chevauche se contourne à droite ou à gauche, de manière qu'il empiète sur la place du voisin et se trouve obliquement dessus ou dessous. C'est une difformité inconnue des anciens dont la chaussure ne gênait nullement la croissance ni le développement des pieds, et n'avait d'autre but que de les défendre contre l'action des agents extérieurs capables de les écorcher ou de les blesser. Les caprices de la mode ont amené insensiblement l'usage des souliers et des bottes. Dans les chaussures de nos jours, les pieds, serrés comme dans un étau, doivent nécessairement se prêter à la difformité qu'entraîne une pression constante et contre nature. Je n'examinerai pas comment s'est accrédité, parmi les peuples modernes, l'usage des chaussures aussi incommodes [*].

* Le desir d'avoir le pied mignon a sans doute fait recourir à des chaussures étroites. On a cherché à s'accommoder aux fausses idées dont on est imbu sur la belle conformation. La mode s'en est mêlée; son empire a prévalu, quoique les pieds peu larges soient désavantageux

Le chevauchement des orteils rend tellement impropres à la marche les personnes qui en sont affectées , qu'il a été compris par le législateur dans le cadre des maladies pour lesquelles on réforme dans l'état militaire.

§ II.

Cependant l'infirmité dont nous parlons n'est pas incurable ; il suffit , pour la faire disparaître, d'entrelacer les orteils avec un ruban de soie, de

à la progression. Ces parties , sur lesquelles repose notre corps , et qui devraient jouir librement de leurs mouvements , ont été , pour ainsi dire , enfermées et comprimées dans une étroite prison. Il est étonnant que les douleurs atroces, souvent causées par cette compression, n'aient pas fait proscrire un usge aussi contraire aux lois de la nature. Hélas ! nous voyons même certaines gens faire l'éloge des cordonniers qui les chaussent de ctte manière.

la même manière que l'on fait l'entre-
lacement des paniers d'osier. Les orteils étant ainsi maintenus dans leur direction convenable, les uns à côté des
autres, suivant l'ordre de la nature,
on s'exercera beaucoup à la marche,
*en ayant soin d'avoir des chaussures
fort larges, où le pied puisse facilement s'étendre en tous sens.* Insensiblement l'orteil perdra sa déviation,
reprendra sa disposition naturelle;
la station deviendra plus solide, et
tous les mouvements s'exécuteront
avec une entière facilité.

Je ne puis offrir qu'un seul exemple tiré de ma pratique. Un jeune
homme avait été exempté de la cons-
cription militaire pour cette infirmité ; je n'ai employé d'autre moyen
que celui que je viens d'indiquer.

Au bout de six mois ce jeune homme n'a plus eu besoin d'entrelacer les orteils; il a été parfaitement ment guéri.

CHAPITRE SIXIÈME.

SUEURS IMMODÉRÉES DES PIEDS.

§ I.

La sueur immodérée des pieds est plutôt une incommodité qu'une maladie. La puanteur qui s'exhale de certains pieds est quelquefois tellement insupportable , qu'on ne peut demeurer dans la société des personnes atteintes de cette incommodité, sans éprouver des nausées ou des défaillances. Ces personnes même en sont quelquefois très affectées, et

d'une manière d'autant plus désagréable, qu'elles traînent avec elles un
principe d'infection qui ne cesse de
corrompre l'air qu'elles respirent.

§ II.

Les sueurs immodérées et infectes
des pieds, reconnaissent pour cause
principale une prédisposition naturelle. Mais ce qui y donne souvent
lieu, c'est l'usage de porter des souliers ou des bottes sans bas ni chaussons. Il arrive aux pieds enfermés,
pour ainsi dire, dans une poche de
cuir, ce qui arrive à toute autre partie
du corps enveloppée, soit avec la peau
d'une vessie, soit avec du taffetas gommé. La transpiration insensible ne
pouvant s'évaporer et n'étant pas ab-
sorbée par quelque tissu de lin, de

laine ou de soie, se condense, et forme,
autour du pied , une atmosphère humide qui maintient les pores ouverts
et excite une perspiration plus abondante.

La même chose a lieu lorsqu'on
néglige de changer souvent de bas ou
de chaussons qui par cette négligence
s'incrustent de crasse. Un tel défaut
de propreté a pour résultat inévitable
l'infection de la sueur qui délaye la
crasse extrêmement putrescible, et
qui répand alors une odeur d'œuf
pourri tirant sur l'aigre. Outre les dé-
sagréments de cette odeur, les sueurs
immodérées causent quelquefois par
leur acreté des écorchures, des ger-
çures, des éruptions érysipélateuses
suivies de douleurs profondes et tellement aiguës qu'elles empêchent le

sommeil; de plus , elles prédisposent aux englures.

§ III.

La sueur des pieds , quand elle n'est pas excessive, n'exige que des soins de propreté , et l'on doit bien se garder de la supprimer ni d'y remédier par des décoctions astringentes et alumineuses, ou par des poudres absorbantes et styptiques. On a vu une pareille méthode entraîner des maladies graves et redoutables , comme les vertiges, la toux, la suffocation , divers engorgements de glandes, des douleurs violentes, soit dans les membres, soit à la tête, à la poitrine, ou à l'abdomen.

On doit considérer la sueur des pieds comme un exutoire que l'on ne peut supprimer qu'avec les plus grandes précautions. Il faut même, dans certains cas, l'entretenir ou y suppléer par un émonctoire artificiel en établissant un cautère.

Nous poserons en principe que le vrai moyen de remédier, sans inconvénient, aux sueurs immodérées des pieds, est la propreté. Quand on porte des bottes ou des souliers, la première attention doit être de faire usage de bas ou de chaussons; la seconde de changer souvent les bas ou les chaussons, pour ne pas les laisser incruster de crasse; la troisième de se laver les pieds. Il n'est pas nécessaire, pour cela, de les laisser tremper; il suffit de les laver comme on lave les mains.

On évitera les pédiluves fréquents

et chauds, à moins qu'ils ne soient or-
donnés pour remédier à quelque
maladie ; fréquents, ils attendrissent
trop la peau et rendent les pieds très
sensibles ; chauds, ils excitent une
fluxion locale qui tend à augmenter
la sueur et à la rendre immodérée.

Je ferai ici une observation importante relativement aux pédiluves que
l'on prend dans l'intention d'obtenir
une révulsion du sang qui paraît se
porter vivement à la tête ; c'est de ne
tenir les pieds dans l'eau qu'environ
dix à douze minutes ; car, au delà de
ce terme, plus on reste dans le bain,
moins on obtient l'effet desiré.

Les femmes, dans le temps du flux
menstruel, doivent éviter l'immersion
des pieds, soit dans l'eau chaude, soit
dans l'eau froide ; l'une peut provo-

quer une perte, l'autre une suppression des règles.

Voici, en peu de mots, une méthode exempte d'inconvénient pour tenir les pieds dans un état de propreté, et obvier, en même temps, aux sueurs immodérées.

Lorsqu'on prend un pédiluve, par motif de propreté, on fait chauffer l'eau à un degré de température tiède, et même plutôt froide que chaude. On y ajoute une poignée de son, et l'on ne laisse tremper les pieds que, tout au plus, une demi-heure. On doit prendre le bain, le matin à jeun, ou dans la journée à une distance de quatre à cinq heures après avoir mangé.

Si les pieds sont sujets à la sueur immodérée, on a le soin, chaque matin, en sortant du lit, de les essuyer avec un linge doux, bien chaud et très sec. On enlève ainsi la moiteur dont ils sont recouverts; ensuite, on les lave avec une éponge imbibée d'eau de fontaine ou de rivière, et de partie égale d'eau de cologne, ou bien d'eau-de-vie.

Pendant la journée, quand on vient de faire une course un peu fatigante, ou que l'on sent les pieds inondés de sueur, on change de chaussure; mais avant d'en mettre de nouvelles, il faut essuyer les pieds et les jambes, y faire les mêmes lotions que le matin.

Le soir, au moment de se coucher, et régulièrement tous les jours, on lave les pieds; pour cet effet, on se sert d'eau tiéde dont on imbibe une éponge ou le coin d'une serviette, que l'on passe entre les orteils et derrière le talon; aussitôt après, on essuie le tout avec un linge bien sec.

Ces soins paraîtront peut-être trop assujettissants ; mais ils sont les plus convenables. Je puis assurer, d'après l'expérience, qu'ils modèrent la sueur excessive des pieds, et que, loin de porter préjudice à la santé, ils lui sont très favorables. Le bien-être qu'on en retire, dédommage amplement des peines que l'on se donne.

Instruments et autres objets nécessaires pour le traitement des excroissances épidermoïques.

1° Un poinçon carré et pointu.

2° Un poinçon dont le sommet soit émoussé et de la forme d'un grain d'orge applati.

3° Un poinçon rond dont le sommet soit émoussé.

4° De la baudruche, enduite de diachylon gommé sur un côté *.

5° Un peu de *beaume tranquille*, dans une petite fiole.

6° Un bistouri ou un rasoir pour amincir un peu les cors, s'ils sont trop épais.

* On trouve de la baudruche ainsi préparée, chez Mme Dudon, libraire, rue Comtesse-d'Artois, n° 28, quartier Montorgueil, à Paris.

On y trouve également une *gelée balsamique*, excellente pour prévenir et pour guérir les engelures.

7° Une pierre ponce ou une lime fine.

8° Une bonne loupe.

9° Une paire de ciseaux ordinaires.

10° Une paire de ciseaux courbes sur le plat de leurs lames.

11° Une petite pince à disséquer.

Nota. Il conviendrait d'avoir plusieurs bistouris bien affilés et très propres. Car il arrive souvent que la lame s'imprègne d'une matière *visqueuse* quand on coupe certains cors; dans ce cas, elle ne peut glisser facilement sans être bien essuyée et repassée sur un polissoir.

TABLE ANALYTIQUE

DES MATIÈRES.

(157)

§ X. *Pronostic.* — Le cor n'est qu'une infirmité. La négligence et l'indocilité des malades rend la cure difficile, 35. Quand il est récent, on le détruit aisément. Placé sur un endroit proéminent, est sujet à la récidive, 35. Les corps guérissent quelquefois spontanément. Quels sont les plus difficiles à guérir ; les plus douloureux ; les plus intolérables, 36. Cause la plus ordinaire de la récidive, 36.

§ XI. *Insuffisance et dangers de certaines méthodes de traitement.* — Imposture des empiriques soi-disant Pédicures, 37. Insuffisance et dangers de leurs prétendus spécifiques, 38 —40. Topique préférable, 41.

§ XII. *Méthode curative*, 42.

De l'Extraction. — Extraire ne suffit pas ; Il faut des soins consécutifs. Ce qui arrive et ce qu'il faut faire immédiatement après l'extraction , 43—46. Lorsque les cors sont récents, manière de les détruire, 46. Lorsqu'ils sont anciens procédé opératoire, 47—53.

CHAPITRE DEUXIÈME.

Engelures.

CHAPITRE TROISIÈME.

Verrues.

CHAPITRE QUATRIÈME.

Maladies des ongles.

§ I. Les ongles sont d'une substance sem-blable à celle des cornes des animaux, 120. On les regarde comme des appendices de l'é-piderme, 121. — Ils ne croissent pas après la

CHAPITRE CINQUIÈME.

Chevauchement des orteils.

CHAPITRE SIXIÈME.

Sueur immodérée des pieds.

dames, 15o. Méthode exempte d'inconvénients,
151—153.

Instruments et objets nécessaires pour le trai_
ment des excroissances épidermoïques , 156.

EXPLICATION DE LA PLANCHE.

A *Ciseaux courbes.*

B *Pinces à dissection.*

C *Lime.*

D *Navette.*

E *Quadrille.*

F *Furet.*

G *Bistouri.*

H *Râcloir pour la crasse des pieds.*

FIN.

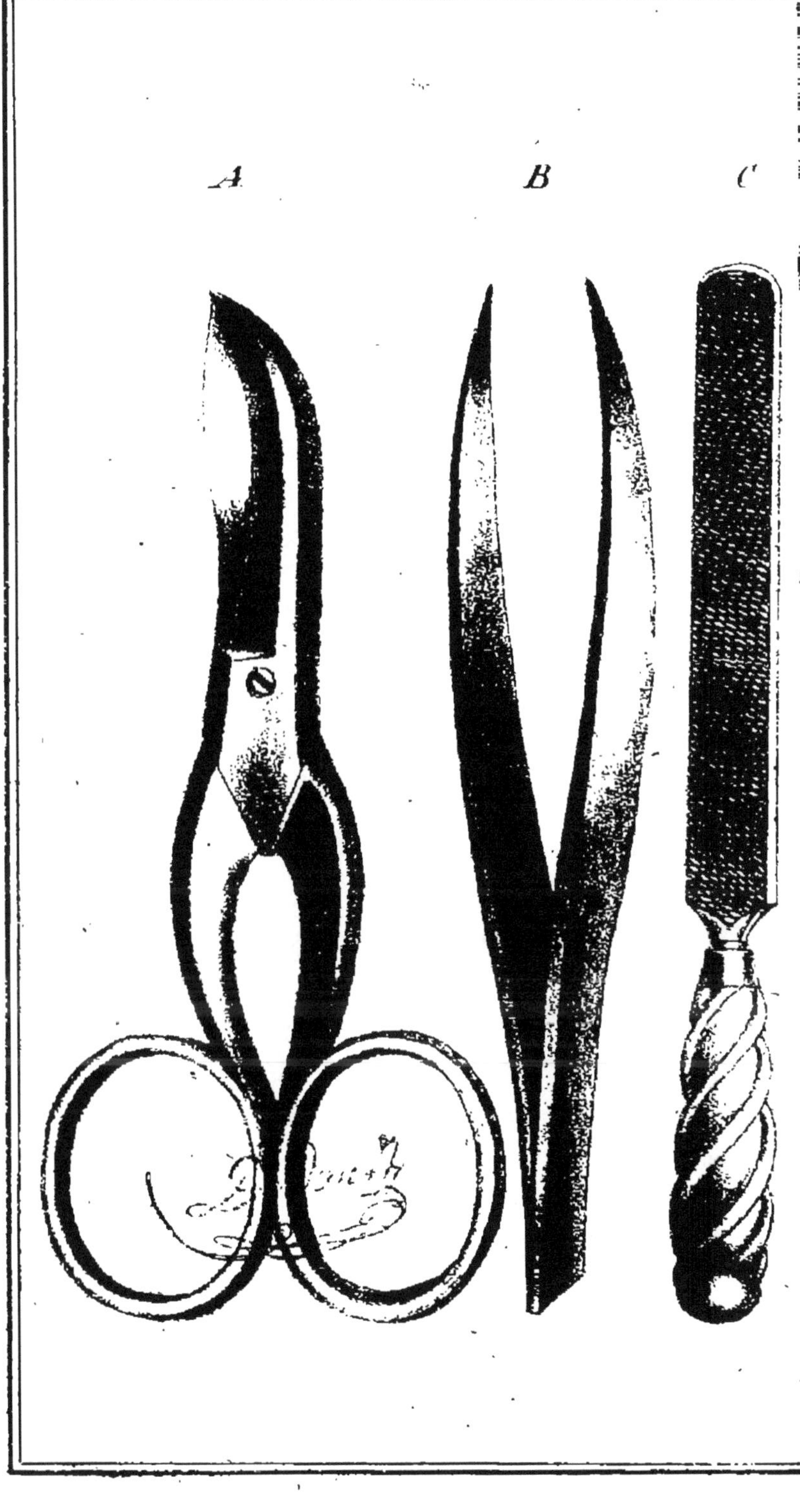

A
B
C

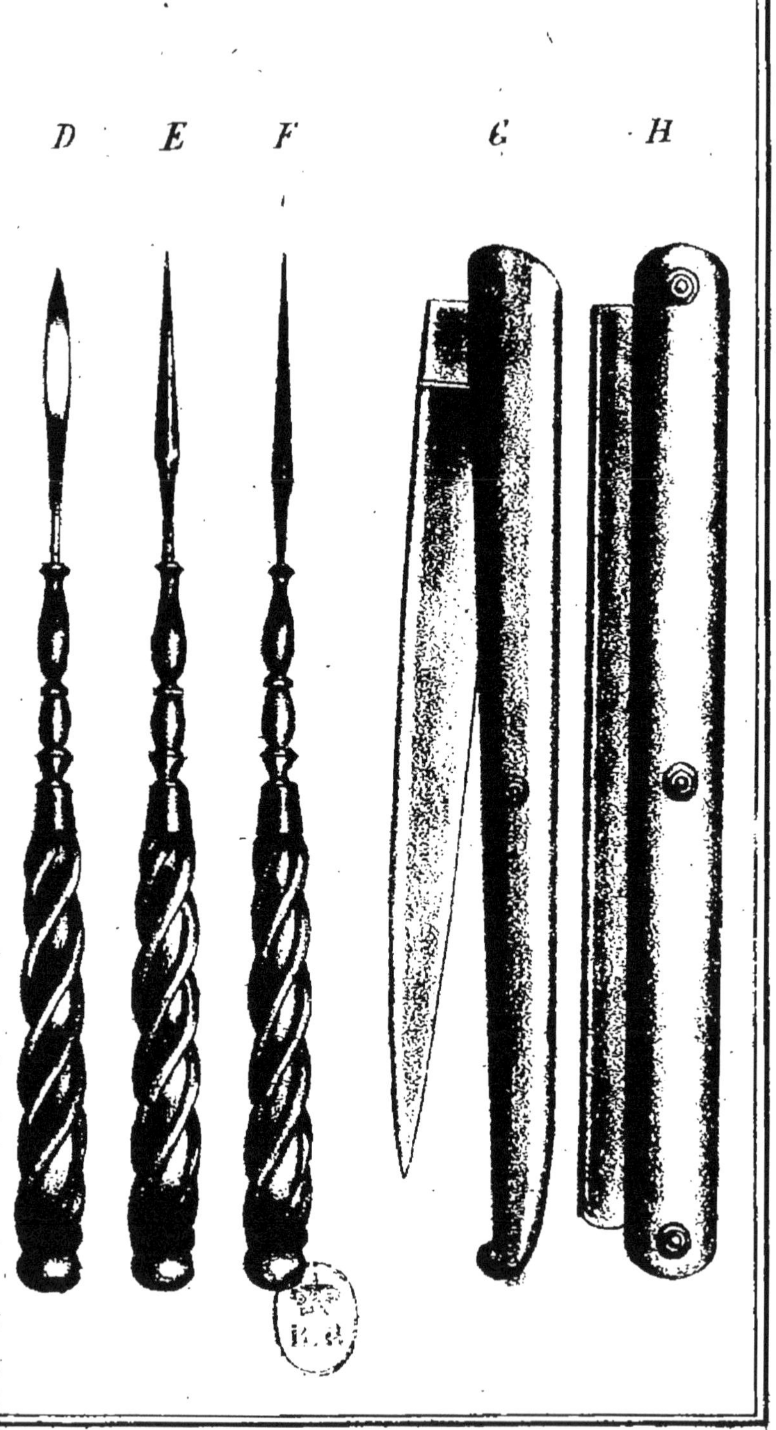

D   E   F   G   H

www.ingramcontent.com/pod-product-compliance
Ingram Content Group UK Ltd.
Pitfield, Milton Keynes, MK11 3LW, UK
UKHW021930070726
13614UKWH00001B/353